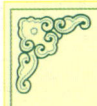

〖 国医绝学百日通 〗

家庭最佳汤疗手册

李玉波　翟志光　袁香桃◎主编

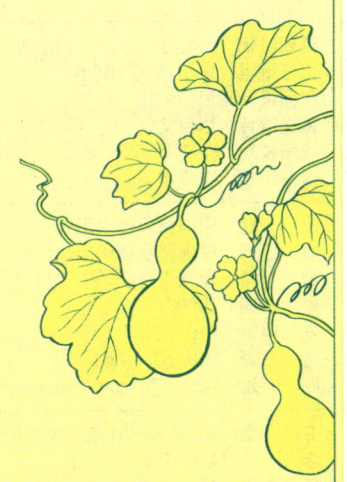

中国科学技术出版社
·北京·

图书在版编目（CIP）数据

家庭最佳汤疗手册 / 李玉波, 翟志光, 袁香桃主编. -- 北京：中国科学技术出版社, 2025.2
（国医绝学百日通）
ISBN 978-7-5236-0766-4

Ⅰ. ①家… Ⅱ. ①李… ②翟… ③袁… Ⅲ. ①汤菜—食物疗法—手册 Ⅳ. ①R247.1-62

中国国家版本馆CIP数据核字（2024）第098703号

策划编辑	符晓静　李洁　卢紫晔
责任编辑	曹小雅　王晓平
封面设计	博悦文化
正文设计	博悦文化
责任校对	张晓莉
责任印制	李晓霖

出　　版	中国科学技术出版社
发　　行	中国科学技术出版社有限公司
地　　址	北京市海淀区中关村南大街 16 号
邮　　编	100081
发行电话	010-62173865
传　　真	010-62173081
网　　址	http://www.cspbooks.com.cn

开　　本	787毫米×1092毫米　1/32
字　　数	4100千字
印　　张	123
版　　次	2025 年 2 月第 1 版
印　　次	2025 年 2 月第 1 次印刷
印　　刷	小森印刷（天津）有限公司
书　　号	ISBN 978-7-5236-0766-4 / R·3282
定　　价	615.00元（全41册）

（凡购买本社图书，如有缺页、倒页、脱页者，本社销售中心负责调换）

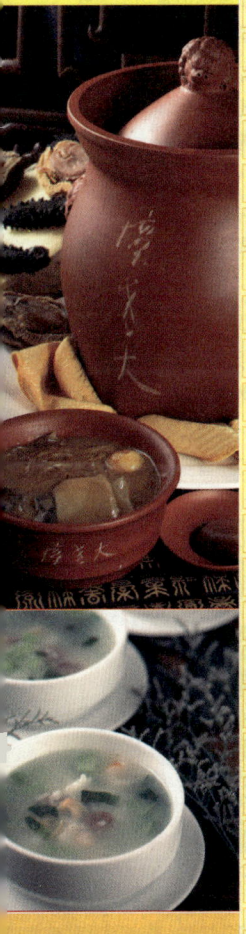

《目录》

第一章
汤汤水水"煲"健康

汤为健康添活力……………………………………2
烹调有方健康加倍……………………………………4
喝汤也有宜与忌………………………………………8
煲好汤需有好器具……………………………………10

第二章
国医推荐的具有保健价值的汤品

第一节　益气养血……………………………12
菠菜猪肝汤……………………………………………12
樱桃银耳桂花汤………………………………………12
鸡血鱿鱼汤……………………………………………13
柠檬香菇汤……………………………………………13
西红柿翅根汤…………………………………………14
薏米老鸭汤……………………………………………14
第二节　养心安神……………………………15
地黄枣仁猪心汤………………………………………15
银耳杏仁苹果汤………………………………………15
银耳绿豆汤……………………………………………16
川贝百合安神汤………………………………………16
猪肠莲子枸杞子汤……………………………………17
黑木耳鲳鱼汤…………………………………………17
第三节　清热解毒……………………………18
西洋菜鱼片汤…………………………………………18

| 1

南瓜海带猪肉汤......18	第六节 润肺补虚...27	苦瓜肋排汤......35
莲枣猪血汤......19	冬虫夏草乌鸡汤......27	苁蓉羊肉汤......35
猪腰胡萝卜双花汤...19	花生牛腱红枣汤......27	第九节 通经活络...36
牡蛎豆腐汤......20	佛手肋排汤......28	菜心汤......36
冰糖蒜汤......20	枸杞子百合莲子汤......28	丝瓜草菇肉片汤......36
第四节 止咳化痰...21	牛肉山药枸杞子汤......29	甘蓝苹果猪肉汤......37
西洋参莲子木瓜汤...21	木瓜猪尾汤......29	花生猪蹄汤......37
杏仁雪梨汤......21	第七节 温脾补气...30	山药牛腩煲......38
奶油密瓜汤......22	香甜蜜橘银耳汤......30	开胃鲜鱼汤......38
白果猪肚汤......22	豆皮香菇菠菜汤......30	第十节 活血化瘀...39
白萝卜鲫鱼汤......23	首乌牛肉煲......31	肉末土豆汤......39
参杞猪肺煲......23	山药枸杞羊肉汤......31	荸荠甘蔗胡萝卜汤......39
第五节 健胃消食...24	胡萝卜山药煲......32	当归山药鸡汤......40
木瓜羊肉汤......24	蜜枣菜干乌鸡汤......32	丝瓜豆腐汤......40
苦瓜西红柿汤......24	第八节 补肾强身...33	川芎蛤蜊汤......41
泥鳅山药汤......25	瘦肉海带黑木耳汤......33	健康蔬果汤......41
猪血豆腐汤......25	鲜虾时蔬汤......33	红花鸡汤......42
黑木耳瘦肉汤......26	草决明枸杞子牛肉汤......34	鸡蛋粉丝苋菜汤......42
二冬汤......26	虾仁青菜鲜辣汤......34	

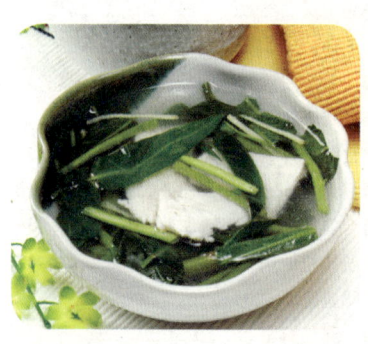
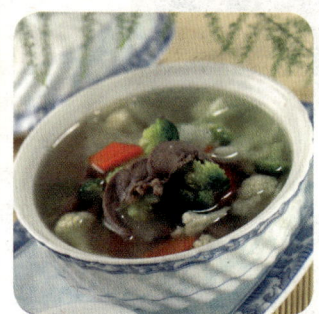

第三章

小病不求医，汤饮疗法效果显著

| 第一节 失眠......44 | 金蒜苋菜汤............51 | 豆腐海鱼汤............59 |

- 毛豆浓汤............44
- 补阴蛤蜊汤............44
- 银花山楂汤............45
- 枸杞鸡肝汤............45
- 红枣茯苓瘦肉汤......46
- 莲子桂圆汤............46
- 苦瓜瘦肉汤............47
- 百合蜂蜜汤............47

第二节 慢性疲劳...48
- 红枣枸杞鸡腿煲......48
- 三丝紫菜汤............48
- 莲子红枣木瓜羹......49
- 玉米排骨汤............49
- 鲫鱼黑豆汤............50
- 杞菊排骨汤............50
- 胡萝卜蘑菇汤........51

第三节 精神抑郁...52
- 清炖蜂蜜木瓜汤....52
- 大球盖菇鸡胗汤....52
- 百合牡蛎苹果煲....53
- 杞桂牛肉煲............53
- 鹌鹑莲子汤............54
- 鲫鱼川贝汤............54
- 黑豆泥鳅汤............55
- 草果陈皮青鱼汤....55

第四节 健忘......56
- 冬虫夏草猪脑煲....56
- 花生排骨汤............56
- 花生牡蛎瘦肉汤....57
- 西红柿鲈鱼汤........57
- 山药黄豆排骨汤....58
- 酸菜土豆汤............58

- 板栗花生汤............59

第五节 便秘......60
- 沙茶韭菜煮鸭血....60
- 豆苗鱼丸汤............60
- 萝卜薏米黄花菜汤61
- 酸菜煎蛋汤............61
- 奶味蘑菇肉汤........62
- 豆芽平菇汤............62
- 五色蔬菜汤............63
- 土豆黄瓜黑木耳汤63

第六节 内分泌失调...64
- 黄芪鸡汤............64
- 胡萝卜菜汤............64
- 百合桂圆牛腱汤....65
- 鲤鱼苦瓜汤............65
- 芋头海带鱼丸汤....66

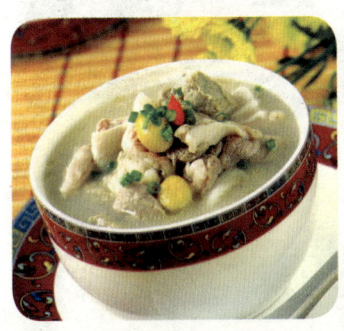
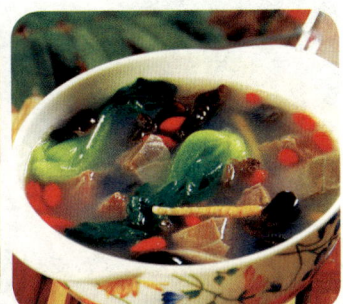

荸荠杏仁银耳煲....66
芹菜西红柿荸荠汤 67
黄豆海带汤..........67

第七节 脱发、白发 68
黑芝麻猪蹄汤..........68
黑豆桂圆红枣汤......68
芝麻桃仁猪肝汤......69
海带排骨汤..............69
枸杞黑豆羊骨汤......70
黑豆鸡汤..................70
牛肉芥菜汤..............71
玉米芦荟魔芋汤......71

第八节 耳鸣..........72
菠菜蟹棒汤..............72
羊肚菌枸杞子汤......72
鱼肉皮蛋汤..............73
山楂油菜鱼丸汤......73
苹果鲜蔬汤..............74
核桃银耳汤..............74

柠檬海带西红柿汤 75
枸杞冬瓜汤..........75

第九节 口臭..........76
萝卜丸子汤..............76
三丝清汤..................76
鸡枞鱼头汤..............77
萝卜白菜豆腐汤......77
鳕鱼海带豆腐汤......78
核桃薏米汤..............78
栗子白菜冬菇汤......79
奶香玉米土豆汤......79

第九节 食欲不振 80
瓜皮排骨汤..............80
西红柿洋葱汤..........80
西红柿玉米汤..........81
煎蛋白菜虾仁汤......81
香菇黑木耳淡菜汤 82
大头菜排骨汤..........82
冬瓜海鲜汤..............83

芥菜肉片汤..............83

第十节 感冒..........84
麻辣萝卜干汤..........84
香菜黄瓜汤..............84
三丝豆苗汤..............85
冬瓜蘑菇汤..............85
鲜荷叶瘦肉汤..........86
白菜牛百叶汤..........86
莲子银耳山药汤......87
绿豆莲藕汤..............87

第十一节 咳嗽....88
茼蒿香菇银鱼汤......88
火腿白菜汤..............88
什锦素膳汤..............89
西红柿菜花汤..........89
莲藕排骨汤..............90
肉片山药汤..............90

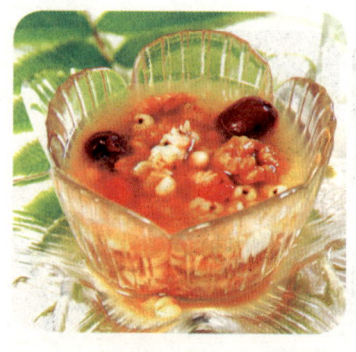
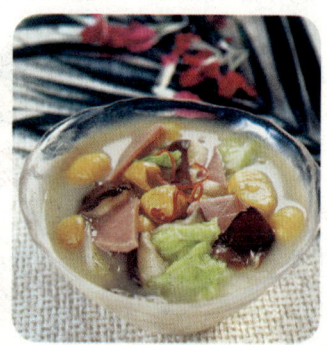

第一章 "煲"健康 汤汤水水

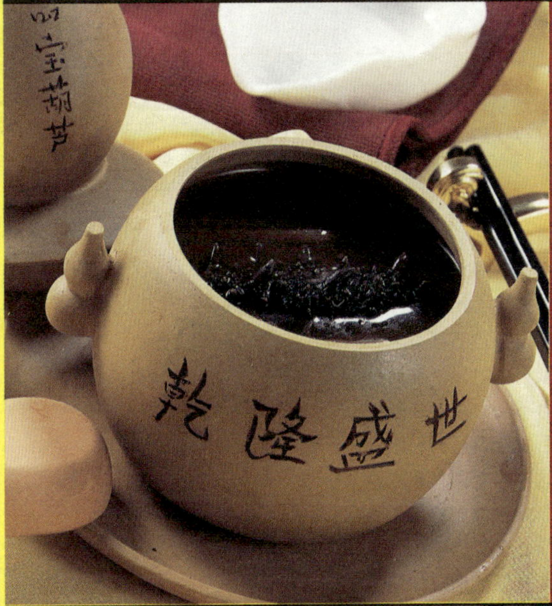

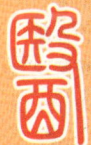

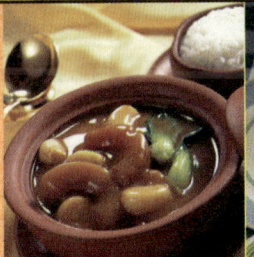

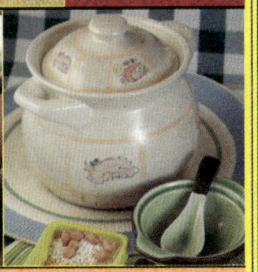

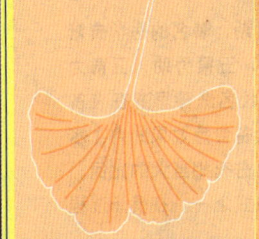

食疗、食养是保持健康的有效途径，汤汤水水在其中起到了至关重要的作用。那么，现在就来了解汤的重要性、喝汤的宜忌、煲汤常用工具、汤的制作方法等相关知识，为煲出好汤、煲出健康做好充足的准备。

汤为健康添活力

现在，随着生活节奏的加快，人们的生活压力也越来越大。在忙于工作的时候，你是否已经发现自己的精力大不如以前了？在照顾家人的时候，你是否发现自己已经有些力不从心了？在外出游玩的时候，你是否发现自己已经跟不上别人的步伐了？这些问题绝大多数源于身体的健康状态。如果你能把汤和养生联系起来，让食疗、食补与健康结合在一起，就能在很大程度上把握住精力和健康的来源，让自己活得精神、健康、精力充沛！

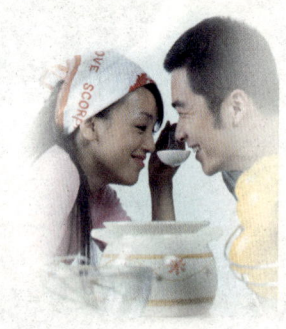

喝汤好处多多，既可强身健体，又能缓解压力。

你可以在繁忙的一天结束后，根据身体的情况，按照不同的工作性质和工作强度，煲一锅适合自己的汤水，既能补充各种营养，预防和缓解职业病，还能让你生活得更好，是一举多得的好办法。

汤饮养生，古今皆备受重视

我国传统医学特别讲究食疗与食养。春秋战国时期，著名的医学典籍《黄帝内经》中就出现了相关的记载："五谷为养，五果为助，五畜为益，五菜为充，气味合而服之，以补精益气。"唐代名医孙思邈在《备急千金方》第二十六卷《食治篇》中也记录了多种具备食疗效果的肉、水果、蔬菜等食物，并给出了很多的食疗方，其中汤品占有相当大的比例。现代科学研究也证实，喝汤确实是进行食疗食养的方式之一。在煲汤过程中，各种食材、药材中的营养充分渗入汤中，极易被人体吸收；汤中的食材多会被煮得比较软烂，有利于消化吸收，减少了消化系统的负担。

保护健康，汤饮先行

在民间有这样一句俗语："饭前喝碗汤，老了不受伤"。由此可见，汤在饮食中有着非常重要的地位。除了这种说法，人们还喜欢为有特殊需要的人煲汤，如产妇大多以喝汤的方式滋补、催乳；一些身体虚弱或患有疾病的人，他们的家人会煲汤为其调养；还有些人平常就喜欢喝些滋补汤，以起到防病强身的作用。这是因为汤可以润滑口腔和肠胃、容易消化，从而使汤中的营养成分被人体充分吸收，达到增进食欲的效果。法国名厨路易·P·贝高易在他的《汤谱》中提道："饭前一碗清汤如同一束使人心旷神怡的鲜花，这是对生活的一种安慰，也是消除紧张、疲惫、忧愁的一剂良药。"国外还有资料显示，汤还可以降低某些恶性疾病的发病率，如日本人比较喜欢喝酱汤，能经常坚持饮用的人，患肝硬化、心脏病的概率相对降低了许多。

国医小课堂

几种常见汤品的保健作用

◎**鸡汤抗感冒**：鸡汤，特别是母鸡汤中的特殊养分，可加快咽喉部及支气管膜的血液循环，及时清除呼吸道病毒，缓解咳嗽、咽干、喉痛等症状。

◎**排骨汤抗衰老**：骨汤中的特殊养分以及胶原蛋白可促进微循环，50~59岁这10年是人体微循环由盛到衰的转折期，骨骼老化速度快，多喝骨头汤可收到药物难以达到的功效。

◎**鱼汤防哮喘**：鱼汤中含有一种特殊的脂肪酸，它具有抗炎作用，可以治疗肺呼吸道炎症，预防哮喘发作，对儿童哮喘病最为有效。

烹调有方健康加倍

煲汤常用的烹调方法

汤煲得好不好喝,与煲汤所选的原料和制作方法有密切的关系,只有选对煲汤的原料和制作方法,才能烹调出味道鲜美、营养丰富的汤品。煲汤的方法多种多样,最常见的应属以下几种。

短时间制汤的烹调方法

>> 氽

氽是指对一些烹饪原料进行过水处理的方法,是煲汤的常用方法之一。经氽加工的主料多被切得非常精细,而且成品汤比较多。氽属于大火速成的烹调方法,其特点是:质嫩爽口、清淡解腻。操作时要注意:
◎经氽处理的材料一般应切成片、丝、条或制成丸子。
◎把处理好的材料放入锅中煮熟,撇去浮沫。

>> 煮

煮和氽有些相似,但煮比氽的时间稍长。煮是把主料放在汤汁或清水中,用大火烧开后,改用中火或小火慢慢煮熟的一种烹调方法。煮汤的特点是:口味清鲜、汤菜各半。操作时要注意:

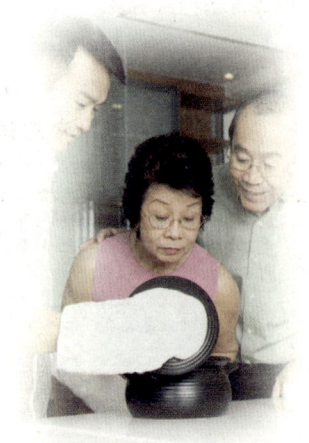

用正确方法烹调出来的汤,不但营养丰富,味道也会随之升级。

◎在煮汤时，因为汤汁较多，为了做到汤菜各半，不需要勾芡。
◎在煮的过程中，汤水要一次性加足，不要中途续加，否则影响味道。

>> 炖

炖汤就是在经过出水处理的原料中加入调料隔水炖。如果所用的是酸性原料要先去除腥味再加入辅料，隔水炖，该法的时间稍长，但具体应视食材的性质而定。炖汤的特点是能保住原料最有营养的原汁，且口感清爽。操作时要注意：
◎将买好的汤料洗干净，放入炖盅隔水炖。
◎为使营养保存得更全面，广式炖汤会在炖盅上面盖一层纸，毛边纸就可以。

>> 煲

煲汤就是将原料放入砂锅内直接放火上烧，一般大火烧开再转小火煲。在煲汤时，浓汤和清汤可以根据个人喜好来制作。煲汤能将酸性原料的鲜味完美地展现出来，同时不会很腥腻。操作时要注意：
◎煲汤的时间同样应根据食材的性质而定。

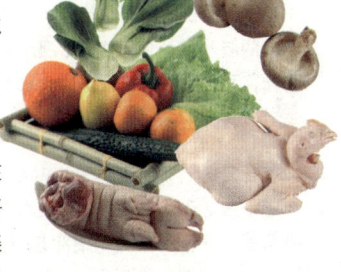

做汤时，应根据食材性质科学选择烹调方法。

国医小课堂

用不同方法煲出各色汤水

◎**清淡汤**：所谓的清淡汤就是指味道比较清淡的汤，煮的时间较短，口感比较顺滑，汤汁清澈而不浑浊，这是其独具的特色，适合喜好清淡汤汁的人群饮用。由于材料煮的时间不长，所以鲜味无法在汤中完全释放，因此必须靠调料或高汤提味。

◎**甜汤**：味道甜美、材料多样为甜汤的主要特点，甜汤的做法多种多样，广东人称之为糖水。

◎**高汤**：高汤选用的材料主要分为猪骨、鸡骨和鱼骨等。高汤是烹饪中常用到的一种辅助原料。有了好的高汤，再加入其他食材，滋味更加鲜美。

◎**浓汤**：浓汤的味道比较醇厚，它是以高汤做汤底，添加各种材料一起煮，再以大量的淀粉勾芡，让汤汁呈现浓稠状。

国医绝学百日通

制作美味鲜汤的八大法则

民以食为天,而食的本质是营养。在外忙碌了一天,回到家如果能喝上一碗滋味鲜香、营养丰富的汤,感觉就会舒服许多。要使汤真正发挥出强身健体、防病治病、增强体质的作用,就要在烹调方法上下一番功夫。

□ 选择新鲜材料

现代所讲的鲜,是指鱼、畜、禽宰杀后在3~5小时内烹调,此时鱼或禽肉内的各种酶能使蛋白质、脂肪等分解为氨基酸、脂肪酸等人体易吸收的物质,不但营养丰富,味道也鲜美。

□ 清除蔬菜上残留的农药

当前提倡食用绿色无公害食品,但是受许多客观因素的制约,人们现在还无法达到这种要求,在此情况下,清除蔬菜上的农药,就成了一个重要问题。煲汤前,如何清除蔬菜上的农药呢?有两种常用方法,值得人们借鉴:一种方法是,先将蔬菜用清水冲洗干净,然后将蔬菜浸入盛放小苏打水的盆里,浸泡5~10分钟,然后用清水冲洗干净即可;另外一种方法是,先用清水将蔬菜冲洗干净,然后将其放入清水盆中,滴入几滴果蔬清洗剂浸泡片刻,最后用清水冲洗干净即可。

□ 合理配水

水既是鲜香食品的溶剂,又是食品的传热媒介,还是汤的精华。水温的变化、用量的多少,对汤的

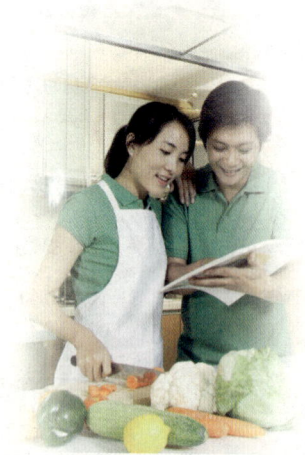

煲汤需讲究一定的原则,这样才能煲出健康好汤。

味道有着直接的影响。煲汤时，用水量一般控制在主要食材重量的2~3倍，也可按熬一碗汤加2倍水的方法计算。

把握投放原材料的时机

一些需要长时间炖煮的材料，如肉、鱼、某些根茎类的蔬菜，可同时放入锅中，根茎类蔬菜，宜切大块；一些比较易熟的嫩叶类蔬菜，最好在起锅前几分钟放入，以保证食材成熟度一致。

适度添加调料

做汤的基本调料有：盐、酱、醋、鸡粉、姜、葱等。广东人煲汤讲究原汁原味，不喜欢往汤中加入过多调味品，担心破坏食材原有的鲜香味。广东人的这种做法是健康的，过多地加入调料，的确会影响汤的口感，破坏汤的营养成分。因此，不宜放入过多调料。

搭配材料

许多食物之间已有固定的搭配模式，使营养相互补充，即汤水中的"黄金搭档"。例如将酸性食物（肉），与碱性食物（海带）组合在一起，就是一个完美的组合，不仅汤的味道鲜美，营养价值还很高，人们称这种汤为"长寿食品"。

把握好煲汤的时间

想煲出一锅香喷喷的汤，时间把握是非常重要的。时间的长短要根据材料的不同，把握分寸，如纤维含量比较多的食材，应延长煲煮的时间，比较易熟、易入味的材料应适当缩短煲煮的时间，如果材料煮得太烂，汤喝起来就没有那么清甜可口，但是如果煮的时间不够，就会感觉汤味不够醇厚。

控制火候

每提到煲汤，人们的直观想法就是将一锅材料放在大火上，长时间地熬煮。殊不知，这种做法会影响汤的营养价值，煮汤对火候的要求很高，一锅味道鲜美的汤，是用大火炖煮还是用小火慢熬，要因所选原材料而定。

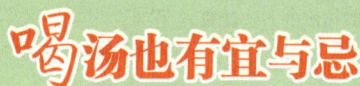

喝汤也有宜与忌

汤、渣要一起吃

大多数人认为，汤经过长时间煲煮，"渣"中的营养素已全部进入汤中，渣就失去了食用价值。实际上，这种看法有些片面。有关实验证明，用鱼、鸡、牛肉等富含高蛋白的材料煲汤，6小时后，汤看上去已经很浓了，可实际上只有6%~15%的蛋白质进入汤中，其余的85%仍留在所谓的"渣"中。由此可见，有些汤的"渣"并非没有食用价值。所以，喝汤时最好连"渣"一同食用，这样不会造成浪费。

饭前汤，更健康

喝汤也有一些讲究，俗话说"饭前喝汤，苗条又健康；饭后喝汤，越喝越胖。"因为饭前喝汤可将口腔、食道润滑一下，防止干硬食物对消化道黏膜的刺激，促进消化吸收，也能增强饱腹感，从而降低人的食欲。如果吃饭后再喝汤，会影响对食物的消化吸收。另外，喝汤的时间也有讲究，午餐时喝汤吸收的热量由于午后的工作与活动而消耗掉，而晚餐后人们的活动量减少，喝太多的汤，快速吸收的营养会堆积在体内，很容易导致体重增加。

忌喝单一种类的汤

人体所需的营养五花八门，一款汤中不可能将所有营养元素全部包含在内，因此，忌喝种类单一的汤，否则，易出现营养不良。营养学家提倡人们用几种动物与植物性食品混合煲汤，不但可以使鲜味相互交融，还能为人体提供必需的氨基酸、矿物质和维生素等，从而达到维护身体机能的目的。

汤、饭不能混合吃

有人喜欢吃"汤泡饭",这是一种非常不科学的吃法,对健康有弊无利,时间长了,会引发胃病。众所周知,咀嚼充分的食物容易被胃肠道消化吸收,有利于身体健康。

而汤与饭混合在一起吃,食物在口腔中尚未被完全混合,就与汤一同进入了胃中,食物没有得到充分咀嚼,唾液也不能与食物进行有效混合,淀粉酶也会被汤水稀释,这无形中给胃增添了额外的负担。把汤与饭混在一起吃的习惯,会让吃下去的食物不能得到很好的消化吸收,并形成了一个恶性循环,久而久之会引发多种消化系统疾病。

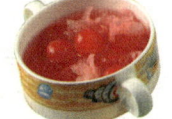

不喝60℃以上的汤

人的口腔、食管、胃肠道能承受的最高温度为60℃,一旦超过了这个温度,就会造成黏膜烫伤,尽管人体有自行修复的功能,但反复损伤也会使上消化道黏膜发生恶变。据调查研究表明,喜欢吃烫食的人,食道癌的发病概率要高于常人。那么汤在什么温度时,最宜食用呢?为了维护健康,将汤的养生作用发挥出来,最好待汤冷却到50℃以下时饮用。

国医小课堂

女性喝汤对美容和健康都有好处

◎月经不调、皮肤粗糙的女性可用红枣乌鸡汤予以滋补。红枣自古就有补血的功效,乌鸡也是益气、滋阴的佳品,对调经补血有良好的效果。

◎秋冬肺热、咳嗽多痰的女性可用冬虫夏草水鸭汤,此汤具有补肺益肾、止咳化痰的作用。中医认为,鸭肉属凉性食物,夏季食用最为适合,值得注意的是:脾胃虚寒、胃溃疡者最好不要食用,以免适得其反。

煲好汤需有好器具

砂锅

用砂锅煲汤可保持原汁原味。砂锅可耐高温，经得起长时间的炖煮。用砂锅煲汤时，要先放水，再把砂锅置火上，先小火慢煮，再大火煮。砂锅煲汤，汤汁浓郁、鲜美且能保留原有的营养成分。不过砂锅的导热性差、易龟裂，新砂锅最好不要直接用，第一次用最好先在锅底抹一层油，放置一天后洗净煮一次水再用。

瓦罐

烹制鲜汤以陈年瓦罐煨的效果最佳。瓦罐是由不易传热的石英、长石、黏土等原料配合成的陶土，经过高温烧制而成。其通气性、吸附性都比较好，还具有传热均匀、散热缓慢等特点。煨制鲜汤时，瓦罐能均衡而持久地把外界热能传递给内部原料，相对平衡的环境温度，有利于水分子与食物相互渗透，时间维持得越长，鲜香成分溢出得越多，煨出的汤滋味就越鲜醇，被煨食品的质地就越酥烂。

高压锅

高压锅能在最短的时间内迅速将汤品煮好，食材营养也不被破坏，既省火又省时，适于煮质地有韧性、不易煮软的食物。注意，高压锅内放入的食物不宜超过锅内的最高水位线，以免内部压力不足，无法将食物快速煮熟。

第二章 国医推荐的具有保健价值的汤品

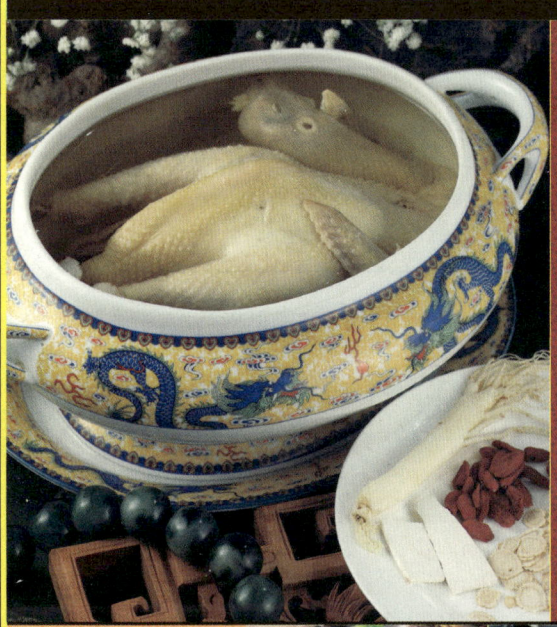

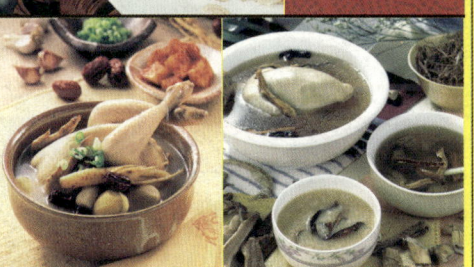

汤羹……

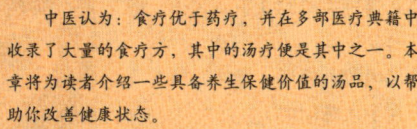

中医认为：食疗优于药疗，并在多部医疗典籍中收录了大量的食疗方，其中的汤疗便是其中之一。本章将为读者介绍一些具备养生保健价值的汤品，以帮助你改善健康状态。

第一节　益气养血

益气是指补益气的一种治法，适用于内伤劳倦或病久虚羸而见气短懒言、面色苍白、神疲无力、肌肉消瘦等症。益气补血的食材主要有猪肝、樱桃、鸡血、鸭血、薏米、香菇等。

菠菜猪肝汤

【材料】新鲜连根菠菜250克，猪肝50克，姜丝适量。

【调料】盐适量。

做法

1. 菠菜洗净，切成段；猪肝切片。
2. 锅置火上，加适量水，待水烧开后，加入姜丝和盐，再放入猪肝片和菠菜段，水沸肝熟即可。

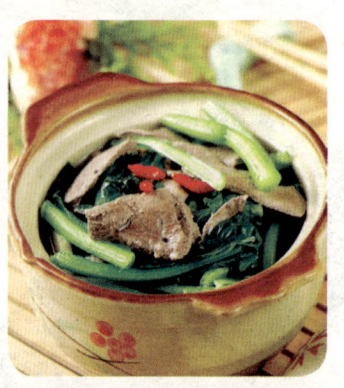

樱桃银耳桂花汤

【材料】樱桃50克，银耳100克，桂花10克。

【调料】冰糖适量。

做法

1. 银耳浸透去蒂，洗干净切碎；樱桃、桂花洗净。
2. 炖盅内放入银耳、樱桃，加入清水，用小火炖1小时。
3. 最后放入桂花，调入冰糖即可。

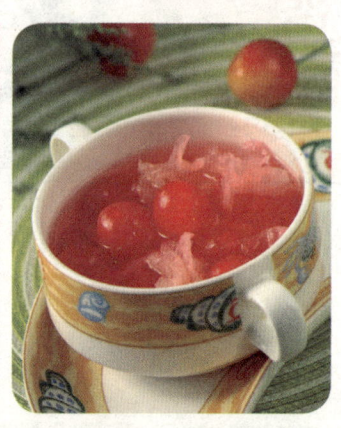

鸡血鱿鱼汤

【材料】豆腐100克,熟鸡血50克,水发鱿鱼30克,竹笋25克。

【调料】高汤2碗,醋1大匙,酱油、料酒、胡椒粉各2小匙,盐、水淀粉、味精、香油各适量。

做法

1. 豆腐洗净切条;水发鱿鱼、熟鸡血、竹笋均洗净切丝。
2. 锅置火上,注入高汤烧开,放入豆腐条、鸡血丝、水发鱿鱼丝、笋丝煮开。
3. 加入酱油、料酒,用水淀粉勾芡,再加入醋、胡椒粉、盐、味精调味,搅拌均匀,熟后淋入香油即可。

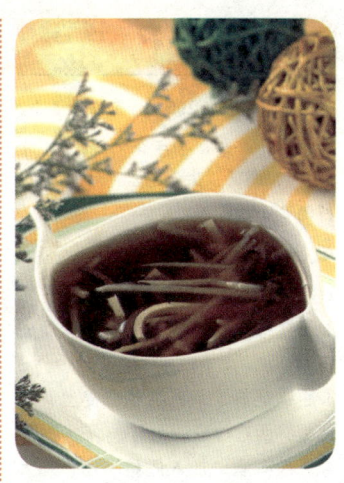

柠檬香菇汤

【材料】香菇200克,柠檬1个,红椒丝少许。

【调料】白糖、高汤各适量。

做法

1. 将柠檬洗净,切片,再留少许柠檬皮切丝备用;香菇去柄洗净,切十字花刀。
2. 锅中加高汤煮沸,放柠檬、香菇、红椒丝,加白糖煮至入味,撒入柠檬皮丝即可。

国医小课堂 香菇肉嫩、味鲜美、营养丰富,是益寿延年的上品,有益气丰肌、补气益胃、降压降脂的功效,适用于鼻炎的食疗。做这款汤时注意应该在高汤烧开后下蔬菜,这样可以保持蔬菜鲜嫩,减少营养损失。

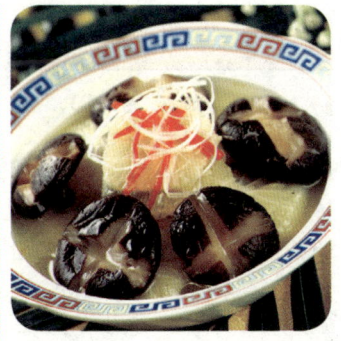

西红柿翅根汤

【材料】鸡翅根200克，西红柿3个，碎芹末、葱花、姜丝各少许。

【调料】高汤、盐各适量，大料1粒，料酒2小匙。

做法

1. 将鸡翅根洗净擦干。
2. 西红柿洗净，放入沸水中氽烫去皮，切块。
3. 油锅烧热，下入葱花、姜丝、鸡翅根、西红柿翻炒均匀。
4. 烹入料酒，加入适量高汤，加大料煮至入味后，拣出大料，加盐调味，撒入碎芹末即可。

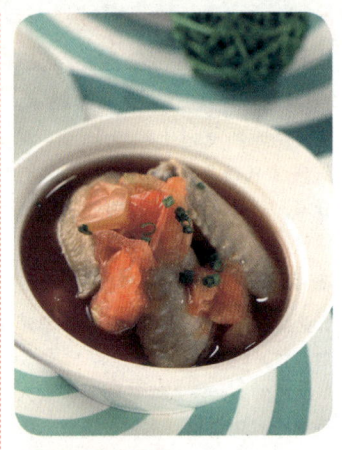

国医小课堂 西红柿含有丰富的维生素C，它有促进铁吸收的作用，可改善缺铁性贫血。

薏米老鸭汤

【材料】薏米100克，老鸭1只，葱、姜各适量。

【调料】料酒、盐、鸡精、胡椒粉各适量。

做法

1. 将老鸭清洗干净，除内脏、鸭掌，剁成大块，放入沸水中氽烫去血水，捞出备用。
2. 将处理好的鸭块放入锅中，加入适量的清水，把薏米、姜块、葱段、料酒一同放入锅中，大火烧开后改用小火煲两个小时后，用盐、鸡精、胡椒粉调味即可。

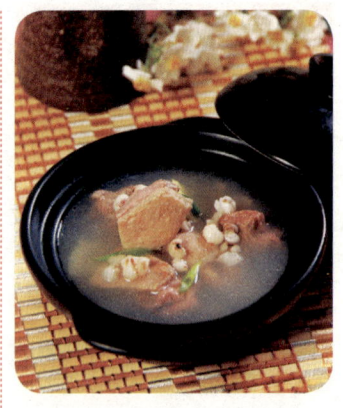

第二节　养心安神

心神不安的时候容易出现心悸易惊，口舌生疮，大便燥结等病症，养心安神是指通过安定神志、蓄养精神治疗神志不安的方法。平时可以通过食用酸枣仁、猪心、银耳、百合、莲子等缓解症状。

地黄枣仁猪心汤

【材料】猪心1个，酸枣仁15克，生地黄、熟地黄各30克，远志6克，葱适量。

【调料】盐、味精各适量。

做法

1. 猪心剖开，洗净，备用。
2. 酸枣仁、生地黄、熟地黄、远志分别洗净，一同放入净纱布包内，扎好布包口，放入清水中浸泡1小时。
3. 将猪心放瓦罐中，把纱布包及浸药之水一并倒入瓦罐，大火煮沸后，改用小火慢煲，1个小时后，拣去药袋，加葱、盐、味精，继续煮3分钟即可。

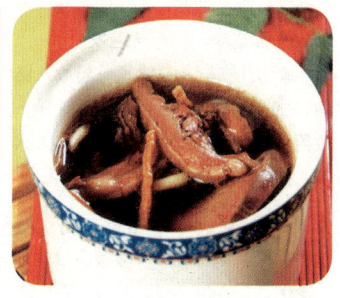

银耳杏仁苹果汤

【材料】苹果2个，杏仁20克，银耳50克。

【调料】草莓酱1大匙，冰糖1小匙。

做法

1. 银耳泡发至软，洗净后撕成小朵；杏仁洗净待用。
2. 苹果洗净，削皮去核，苹果肉切块。
3. 将银耳、杏仁、苹果块、冰糖放入锅内，加适量清水炖约30分钟，然后放草莓酱即可。

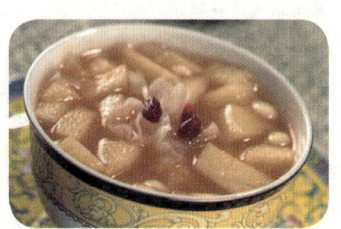

银耳绿豆汤

【材料】绿豆100克,银耳50克,枸杞子少许。

【调料】冰糖适量。

做法

1. 将绿豆洗净泡水2~3小时;银耳泡发,去蒂洗净;枸杞子泡发。
2. 将绿豆、枸杞子、银耳一起放入煲内,加入适量清水,用中火煮开,改用小火继续煮30~40分钟后加入冰糖,继续煮至冰糖融化即可。

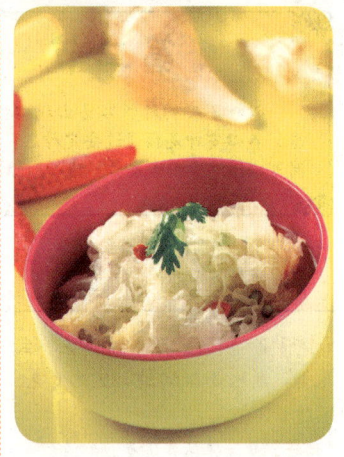

国医小课堂 绿豆消暑解毒,银耳滋阴润燥,所以这款汤品很适合在夏季饮用。另外,常感焦虑、燥热的人常饮此汤,可养心安神。

川贝百合安神汤

【材料】川贝20克,百合30克,猪瘦肉250克,鸡爪、胡萝卜各100克,蜜枣、姜片各适量。

【调料】盐、鸡精各适量。

做法

1. 川贝、百合洗净;鸡爪洗净,去甲;胡萝卜、猪瘦肉洗净,切块;蜜枣洗净。
2. 用锅烧开水,放入猪瘦肉、鸡爪,余烫去把血水,再捞出洗净。
3. 将全部材料一起放入煲内,加入清水适量,大火煲滚再转至小火煲1小时,放入盐、鸡精调味即可。

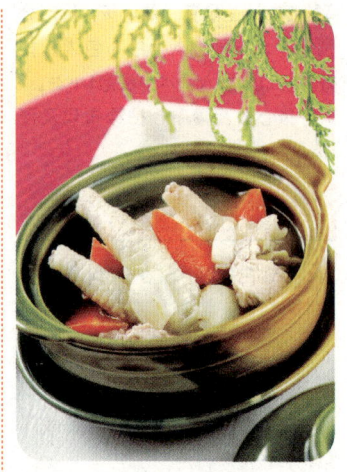

猪肠莲子枸杞子汤

【材料】猪肠100克,瘦肉150克,猪血、莲子、枸杞子、红枣各10克,党参20克,姜、葱各适量。

【调料】盐、鸡粉各适量。

做法

1. 猪肠切段、洗净;姜去皮;葱切段;瘦肉切粒;猪血洗净,切块。
2. 锅内烧水,待水开时,放入瘦肉汆烫去血水,用清水冲干净,再放入猪肠煮透。
3. 将猪肠、瘦肉、党参、红枣、枸杞子、莲子、猪血、姜、葱放入炖盅,注入水大火烧开,小火炖2小时

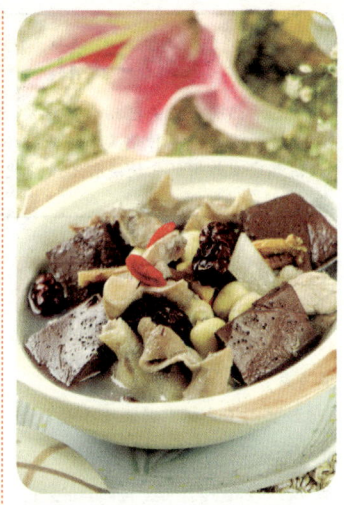

后熄火,调入盐、鸡粉即可。

黑木耳鲳鱼汤

【材料】鲳鱼1条,黑木耳20克,葱、姜各适量。

【调料】盐、料酒、味精各适量。

做法

1. 选取干净、没有霉污的黑木耳泡发、洗净,备用。
2. 鲳鱼去内脏,洗净,去骨,切片。
3. 鲳鱼片加入料酒、生姜、盐调味。
4. 锅中放入黑木耳和适量水,中火煮20分钟,放入腌好的鱼片,最后放入味精、葱花略煮即可。

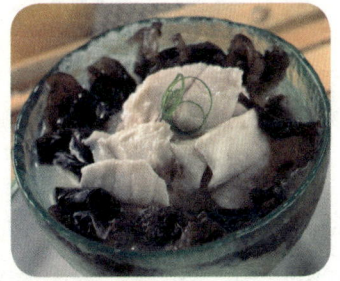

国医小课堂 鲳鱼可用于久病体虚、气血不足、倦怠乏力、食欲不振等症,特别适合虚性、倦怠体质者食用。黑木耳具有益气、润肺、补脑、养颜、抗癌多种功效。二者搭配食用,可改善神志不安等症状。

第三节 清热解毒

清热解毒主要包括清热泻火、清肝明目、清热凉血等,主要用于瘟疫、温毒及多种热毒病证或疮疡疔毒的治疗,可以食用性寒凉、有清热凉血作用的食物缓解不适症状,如西洋菜、大蒜等。

西洋菜鱼片汤

【材料】西洋菜300克,武昌鱼半条,姜4片。

【调料】高汤2杯,料酒1小匙,盐半小匙,香油适量。

做法

1. 西洋菜洗净,切4厘米小段;鱼去骨,切薄片;姜切细丝。
2. 高汤加5杯水煮滚后,加入西洋菜煮

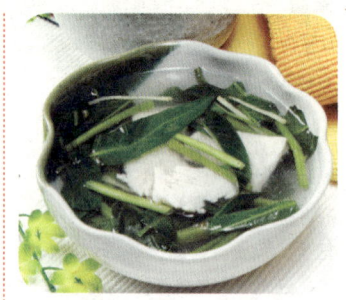

约5分钟,放入鱼片、姜丝,并以盐调味后,淋上料酒,滴上香油即可。

南瓜海带猪肉汤

【材料】南瓜、猪脊骨各200克,水发海带50克,猪肉100克,姜少许。

【调料】盐、鸡精各适量。

做法

1. 猪脊骨剁好,猪肉切厚片;海带洗净;南瓜去皮,去子,洗净切块。
2. 锅内烧水,待水开时,放入猪脊骨、猪肉氽烫表面血渍,倒出洗净。
3. 瓦煲加入清水,用大火煮沸后放

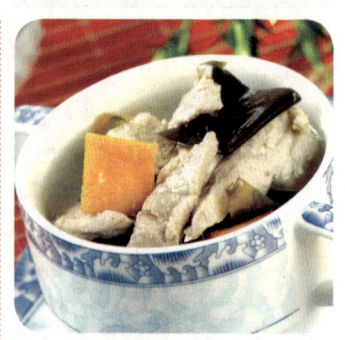

入猪脊骨、猪肉、海带、南瓜、姜,煲2小时后调入盐、鸡精即可。

莲枣猪血汤

【材料】猪血100克,红枣70克,莲子60克,枸杞子适量。

【调料】白糖1大匙,盐少许。

做法

1. 猪血洗净,切块,氽烫后捞出备用;红枣洗净,去核;莲子去心,洗净;枸杞子洗净。
2. 将红枣、莲子一同入锅,加适量清水以小火煮25分钟,放入猪血、枸杞子、白糖、盐,再煮3~5分钟即可。

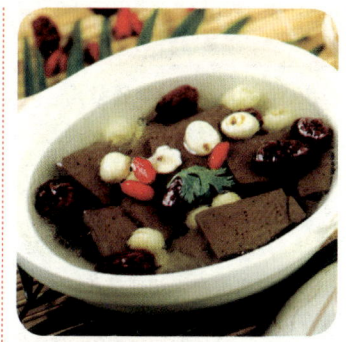

国医小课堂 猪血具有补血美容、解毒清肠的功效。如果汤中再加些蜂蜜会更好,有滋阴润肺的作用,对卵巢、子宫都有好处。

猪腰胡萝卜双花汤

【材料】猪腰2个,菜花200克,胡萝卜1根,西蓝花50克,洋葱半个。

【调料】盐适量,酱油1大匙,味精半小匙,高汤6杯,葱油少许。

做法

1. 将猪腰对半剖开,去净内部白色筋膜、腰臊,洗净后切片。
2. 菜花、西蓝花洗净切小朵,胡萝卜去皮切块;洋葱去皮切块待用。
3. 油锅烧热,下入洋葱炒软,再依次下入猪腰片、胡萝卜、酱油拌炒,加入6杯高汤煮沸,下入菜花、西蓝花、盐、味精煮至入味,淋葱油即可。

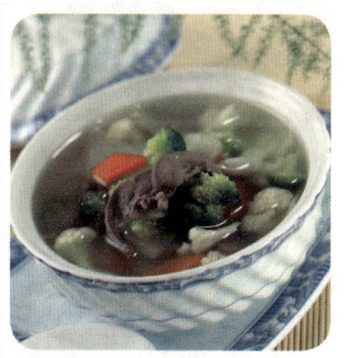

国医小课堂 常吃菜花可增强肝脏的解毒能力,并能提高机体的免疫力。但是因为猪腰富含蛋白质、脂肪、碳水化合物等营养物质,所以血脂偏高者、高胆固醇者不宜喝此汤。

牡蛎豆腐汤

【材料】鲜牡蛎肉、嫩豆腐各200克，葱丝、蒜片各适量。

【调料】盐、味精、水淀粉、虾油各适量。

做法

1. 将牡蛎肉洗净，切成薄片；豆腐洗净切块丁。
2. 油锅烧热，下蒜片煸香，倒入虾油，加水烧开，加入豆腐块、盐，再次烧开后，加入牡蛎、葱丝，用水淀粉勾芡，调入味精即成。

名医 保健指南 此汤有益智健脑、

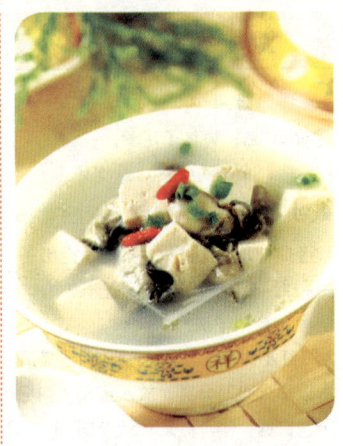

清热解毒、滋润肌肤的功效，但是脾胃虚寒、滑精、慢性腹泻、便溏者不宜多吃，以免不适加重。

冰糖蒜汤

【材料】蒜50克。

【调料】冰糖适量。

做法

1. 将蒜去皮，洗净，捣碎，装入碗中，加冷开水浸泡5小时左右。
2. 往泡蒜的浸液内加入碎冰糖，上笼屉蒸20分钟后即可饮用。

国医小课堂 蒜有杀虫、解毒、行滞、健胃的功效。很多人讨厌吃完蒜的口臭味，可在食蒜后将1片当归含入口中，或咀嚼少许茶叶，均能有效去除异味。

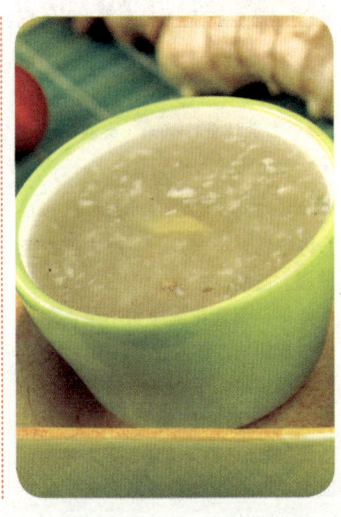

第四节 止咳化痰

咳嗽是人体的一种保护动作，有助于呼吸道分泌物的排出。如果咳嗽伴有黏痰和脓性分泌物时不宜立即使用镇咳药，以免呼吸道内废物滞留。可借助莲子、梨、哈密瓜、白萝卜、猪肺等食材缓解症状。

西洋参莲子木瓜汤

【材料】鲜莲子100克，猪腿肉200克，西洋参10克，青木瓜1个。

【调料】盐适量。

做法

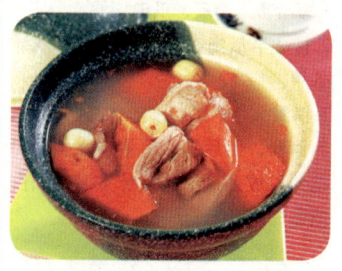

1. 青木瓜去皮，洗净后切成块；猪腿肉、鲜莲子、西洋参分别用清水冲洗干净。
2. 将青木瓜、猪腿肉、莲子、西洋参一同放入锅内，加入适量清水，大火煮沸后，改用中小火慢煲，3个小时后调入盐即可。

杏仁雪梨汤

【材料】雪梨300克，菠萝100克，杏仁25克，枸杞子适量。

【调料】冰糖、蜂蜜各适量，盐少许。

做法

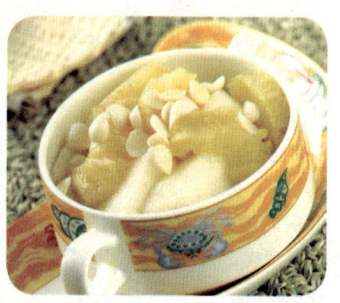

1. 雪梨洗净，去皮、核，切块；菠萝去皮，切块，放淡盐水中浸泡一会儿。枸杞子洗净。
2. 锅置火上，加入适量水烧开，放入梨块、杏仁再煮沸。
3. 放入菠萝、枸杞子同煮至梨块软后，放入冰糖、盐调味，关火后稍晾凉，加蜂蜜即可。

奶油密瓜汤

【材料】哈密瓜半个

【调料】奶油2大匙，面粉适量，牛奶半杯，白糖少许

做法

1. 将哈密瓜削皮，瓜肉切块。
2. 将一半瓜肉在果汁机中搅打成汁备用。
3. 锅置火上，倒入奶油，融化后撒匀面粉，然后加入适量清水、牛奶搅匀，放入瓜肉、瓜汁煮沸，加白糖调匀即可。

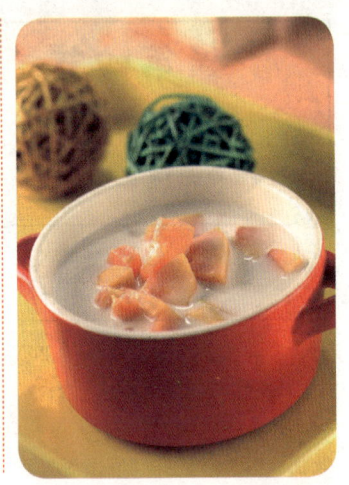

白果猪肚汤

【材料】白果50克，猪肚250克，瘦肉200克，姜适量

【调料】鸡精2小匙，胡椒粉、盐、淀粉各适量

做法

1. 将猪肚用盐、淀粉刷洗净；瘦肉切块，姜去皮。
2. 锅内烧水，待水沸时，放入猪肚、瘦肉，待煮尽血渍后捞出，洗净，备用。
3. 砂煲中放入猪肚、瘦肉、白果、胡椒粉、姜，加入清水，煲2小时后调入盐、鸡精即可食用。

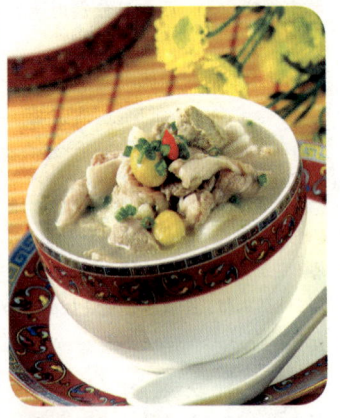

国医小课堂 白果，学名银杏，又称"公孙果"，因含有少量氰化物，不可长期大量生食，炒食或煮食，以免中毒。

白萝卜鲫鱼汤

【材料】白萝卜150克,鲫鱼400克,虾皮1大匙,葱花少许。

【调料】盐适量。

做法

1. 鲫鱼洗净,沥干水分后在背部斜划数刀,抹上盐,腌约15分钟。
2. 白萝卜去皮、切丝;虾皮洗净,沥干水分。
3. 锅中放入白萝卜丝,并加5杯水及虾皮,加盖,焖煮约10分钟,至白萝卜熟透再掀盖,中途不可掀盖,否则白萝卜会不好吃。
4. 萝卜煮好后,加入鲫鱼,续煮至鱼熟并撒上葱花即可。

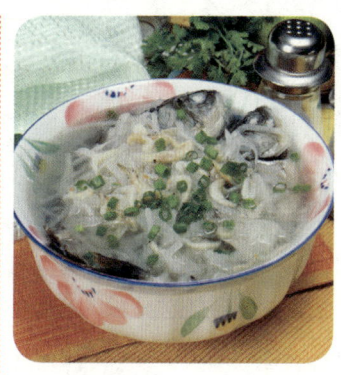

参杞猪肺煲

【材料】枸杞子、太子参各15克,猪肺1个,黑木耳30克,小菜心适量。

【调料】盐、味精各适量。

做法

1. 枸杞子洗净,放入水中浸泡10分钟;黑木耳用温水泡开后,洗净,撕成小块;太子参放入清水锅中,煎汁,连煎2次,合并煎汁备用。
2. 猪肺用温水洗净,放入汤锅中,加适量清水煮10分钟,取出,切成小块。
3. 把猪肺、枸杞子、太子参汁、黑木耳一并放瓦罐中,加入适量的清水,投入盐,小火慢煲,1小时后放入小菜心,改中火煮5分钟,再放入味精即可。

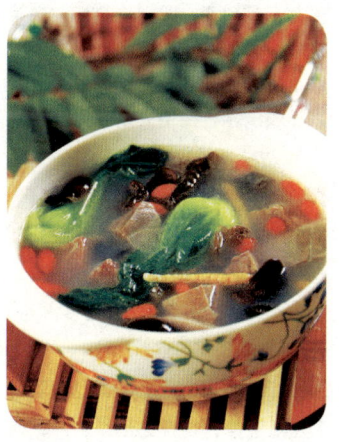

第五节 健胃消食

因暴饮暴食或胃肠道消化功能虚弱而引起腹胀腹痛等症状,就是消化不良。一般的酸性食物及富含膳食纤维的食物都有健胃消食的功效,如西红柿、韭菜、冬菇等。

木瓜羊肉汤

【材料】木瓜1个(约350克),羊肉100克,青菜50克,姜丝适量。

【调料】盐、料酒各适量,胡椒粉少许。

做法

1. 将木瓜去皮、去籽切片;羊肉切薄片后用料酒、胡椒粉腌好;青菜洗净。
2. 油锅烧热,下入姜丝炝香锅,加入适量清水,用中火烧开后放入木

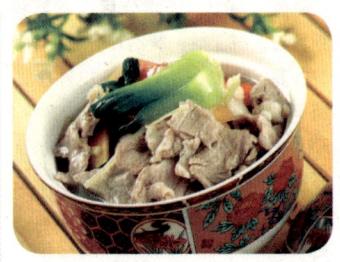

瓜片、羊肉片。

3. 在羊肉片滚至八分熟时再加入青菜,调入盐,用中火煮透入味,盛出即可食用。

苦瓜西红柿汤

【材料】苦瓜1根,西红柿2个,土豆1个,胡萝卜半根,洋葱片少许。

【调料】盐适量,味精少许。

做法

1. 苦瓜洗净,剖开去子,切片;西红柿洗净切块;土豆去皮,切块;胡萝卜洗净,去皮,切片,备用。
2. 油锅烧热,下洋葱片、土豆炒至

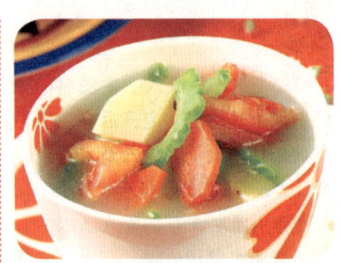

半熟后,下入西红柿、胡萝卜炒软,加入适量清水煮沸,下入苦瓜、盐、味精煮至入味即可。

名医推荐 泥鳅山药汤

【材料】泥鳅5条,山药100克,豆腐250克,生姜适量。

【调料】料酒、盐、味精各适量。

做法

1. 泥鳅处理干净,沥干水。
2. 山药洗净,切丝;豆腐切小块。
3. 泥鳅入热油锅中,煎至微黄时,放生姜、料酒,小火煲10分钟。
4. 山药放入开水中氽烫,与豆腐一同放入泥鳅锅中,加足量的清水,煮30分钟后,下味精、盐调味,搅匀后即可起锅。

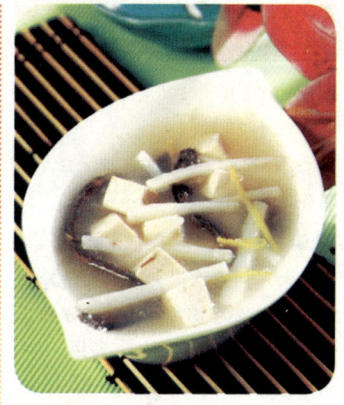

国医小课堂 山药是健胃、健脾、补虚、下气的佳品,与含有不饱和脂肪酸的泥鳅同食,既能开胃又能补脑。

名医推荐 猪血豆腐汤

【材料】韭菜30克,猪血、豆腐各75克,虾仁50克,蟹肉20克,姜末少许。

【调料】盐、水淀粉适量。

做法

1. 将韭菜洗净切段;猪血洗净切块,氽烫后洗净;豆腐切块氽烫;虾仁洗净,挑去肠线;蟹肉洗净后切末。
2. 油锅烧热,加入水和食材(韭菜除外),大火煮开后转小火煮5分钟,加韭菜、盐煮开后,用水淀粉勾芡即可。

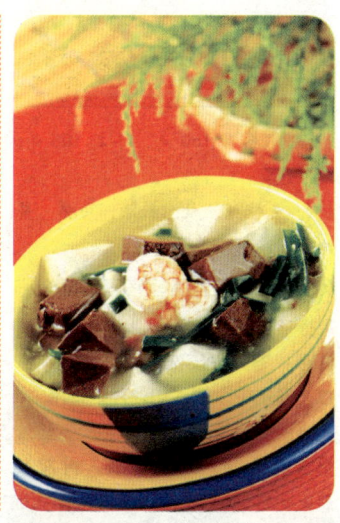

黑木耳瘦肉汤

【材料】猪瘦肉300克，黑木耳30克，红枣20颗。

【调料】酱油、料酒、淀粉、盐、味精各适量。

做法

1. 黑木耳用温水泡开去蒂，洗净；红枣去核洗净切片；猪瘦肉洗净，切片，用调料腌10分钟，备用。
2. 将黑木耳、红枣放入锅中，注入适量清水，小火煲煮。
3. 20分钟后在锅中放入猪瘦肉，继续煲至瘦肉熟透，然后用盐、味精调味即可。

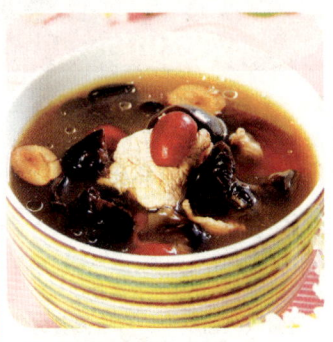

国医小课堂 如果工作压力过大，身体欠缺滋补调理，就会脾虚气弱、四肢乏力。此时喝黑木耳瘦肉汤，连渣汤一齐饮用，就能固本培元、补肾益血、补中益气、养肝提神，让自己的身体恢复到最佳的工作状态。

二冬汤

【材料】冬笋150克，冬菇100克，姜丝适量。

【调料】味精、盐、料酒、白糖、酱油、水淀粉、香油各适量。

做法

1. 将冬菇洗净，用温水泡好后切成两半；冬笋去皮洗净后切成两半，放在开水中氽烫，切成片，备用。
2. 油锅烧至五成热时，放入姜丝炒出香味后加入适量清水，再加入盐、味精、料酒、酱油、白糖，5分钟后将冬笋及冬菇一起入锅，小火慢炖10分钟，然后加入水淀粉，出锅前用香油调味即可。

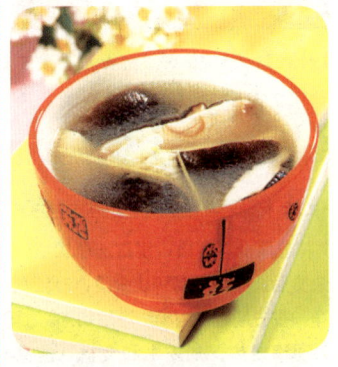

第六节　润肺补虚

肺是身体内外气息的交换场所，通过呼吸将新鲜空气吸入肺中，然后呼出肺中的浊气，完成一次气体交换。为了保证肺功能正常运行，可食用山药、花生、红枣等具有养肺作用的食物。

冬虫夏草乌鸡汤

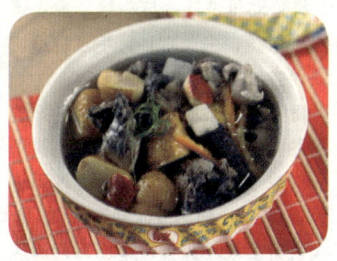

【材料】乌鸡1只，淮山30克，栗子50克，山楂10克，冬虫夏草15克，陈皮、姜片各少许。

【调料】盐适量。

做法

1. 将乌鸡宰杀处理干净，斩掉头脚；其他材料洗净，备用。
2. 把乌鸡从中间切开，然后斩大块，锅内加适量清水烧沸，放入乌鸡氽烫去除血污，捞出沥干。
3. 煲内加清水烧沸，放所有材料用大火煮滚，转至小火煲2小时，放盐即可。

花生牛腱红枣汤

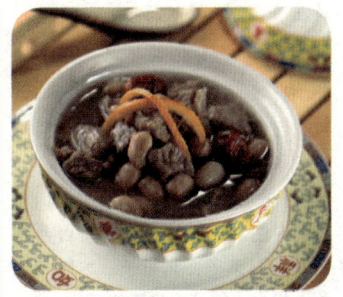

【材料】牛腱肉600克，花生仁160克，陈皮1片，红枣11颗，姜2片。

【调料】盐适量。

做法

1. 陈皮浸软洗净；红枣去核洗净；花生仁洗净浸泡；牛肉洗净切大块。
2. 把红枣、花生、陈皮、姜片、清水一同放在瓦煲中烧沸，放入牛肉，烧开后改小火煲，至牛肉烂时以盐调味即可。

佛手肋排汤

【材料】猪肋排、佛手瓜各300克，杏仁20克，姜片、葱段各适量。
【调料】料酒、盐各适量。

做法

1. 将猪肋排洗净剁成小块，放入沸水中汆烫，去血水；佛手瓜洗净切块；杏仁用温水泡软备用。
2. 锅内加入适量清水，将处理好的猪肋排、杏仁、姜片、葱段、料酒一同放入锅中，大火烧开后改用小火慢煲，1小时后放入佛手瓜块，大火烧开后改小火煲，半小时后用盐调味即可。

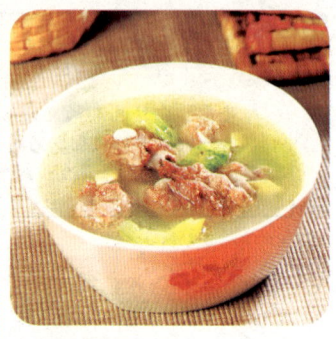

国医小课堂 冬季天气寒冷，容易感冒，久咳不止。杏仁可以润肺止咳；佛手瓜在瓜类蔬菜中营养最为全面，常食可提高人体抵抗力，其主要功效为理气扶正，能滋润解燥，帮助消化。此汤适于伤风不愈、久咳不愈者服用。

枸杞子百合莲子汤

【材料】鲜百合100克，莲子50克，黄花菜50克，枸杞子10克。
【调料】冰糖适量。

做法

1. 鲜百合瓣洗净，待用；黄花菜、枸杞子用温水泡开，洗净。
2. 莲子去心，煮熟，待用。
3. 锅内注入适量清水，再将百合、黄花菜、莲子、枸杞子、冰糖一同放入锅中，待汤滚沸后即可。

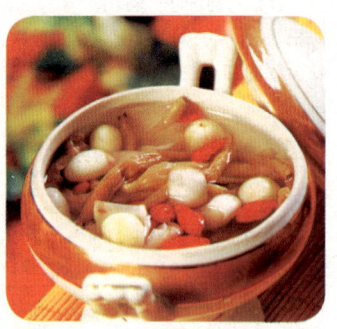

主要功效为润肺止咳、清心安神，具有良好的滋补功效。肺痨久咳、咳唾痰血者可食用；另外，热病后余热未清，虚烦惊悸，神志恍惚，脚气浮肿者也可食用。现代医学研究发现，百合对肺癌、鼻咽癌也有一定的食疗功效。

国医小课堂 中医认为，百合的

牛肉山药枸杞子汤

【材料】牛腱子肉300克,山药、枸杞子、桂圆肉各10克,芡实50克,葱段、姜片各适量。

【调料】料酒、盐、味精、清汤各适量。

做法

1. 将牛腱子肉洗净,切块放入沸水中氽烫,除去血水,捞出沥干;芡实、枸杞子洗净后用温水泡软;山药、桂圆肉洗净备用。
2. 往砂锅中加入适量的清汤,将牛腱子肉、芡实、山药、葱段、姜片、料酒一同放入锅中,大火煮沸后改小火慢煲,2小时后放入枸杞子、桂圆肉,小火慢煲30分钟后,再用盐、味精调味即可。

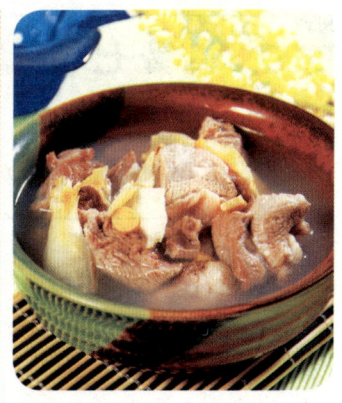

木瓜猪尾汤

【材料】猪尾1根,木瓜150克,芡实、花生米各50克,莲子适量。

【调料】香油、盐各适量。

做法

1. 猪尾去毛,洗净,斩成中段,氽烫备用。
2. 木瓜去瓤、皮,切大块;花生仁、莲子、芡实分别淘洗干净。
3. 锅内加入清水烧开,放入所有材料,大火煮30分钟,中火煮60分钟,再用小火煮90分钟。
4. 汤熟后放香油、盐调味即可。

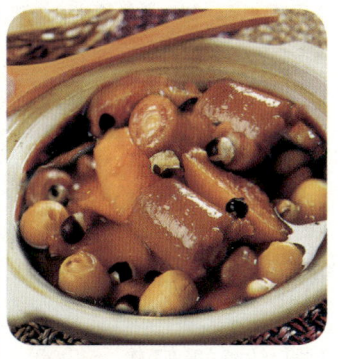

国医小课堂 莲子具有除烦去燥、润肺止咳的作用,平日可多饮以莲子为食材的汤品,可起到滋阴润肺的作用。同时,莲子对虚咳也有辅助治疗作用。

第七节 温脾补气

脾是人体的重要器官，与胃相互配合，共同为人体其他器官服务。所谓健脾就是通过各种方式来健脾补气，如食用银耳、香菇、胡萝卜等，以达到提高身体抵抗力，防止脾患各方面疾病的目的。

甜蜜橘银耳汤

【材料】水发银耳200克，蜜橘1个。
【调料】白糖、水淀粉各少许。

做法

1. 将银耳去蒂，洗净，放入碗中，入笼蒸约1小时；蜜橘剥皮，除去筋络，取净橘瓣备用。
2. 锅置火上，加入适量清水，先放

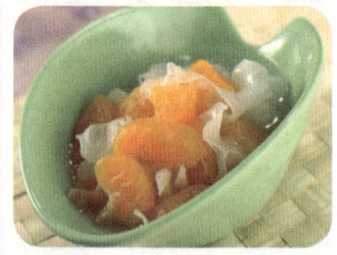

入银耳略煮，再加入橘瓣、白糖烧开，然后用水淀粉勾薄芡即可。

豆皮香菇菠菜汤

【材料】豆皮丝、菠菜各100克，香菇5朵，胡萝卜1根，葱花少许。
【调料】料酒、酱油、鸡汤、盐、鸡精各适量。

做法

1. 豆皮丝用清水浸泡至软，沥干水分。
2. 香菇去蒂洗净，切十字花刀；胡萝卜洗净，去皮，切块；菠菜去根洗净，氽烫后切好备用。
3. 锅中加适量鸡汤煮沸，下香菇、胡

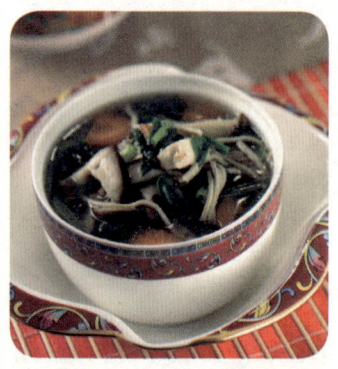

萝卜、菠菜、葱花及其他调料煮至熟软，下豆皮丝煮5分钟，关火即可。

名医推荐 首乌牛肉煲

【材料】首乌、淮山各50克,牛肉150克,生姜片适量。

【调料】料酒、味精、盐各适量。

做法

1. 首乌洗净,加水浸泡1小时。
2. 牛肉用温水洗净,放入沸水中煮5分钟,切块。
3. 油锅烧至六成热,倒入牛肉块,翻炒2分钟,放入料酒,翻炒均匀后,倒入瓦罐中,淮山、首乌连同浸泡用过的水一并倒入,再将生姜片、盐撒在瓦罐中,小火炖煮至牛

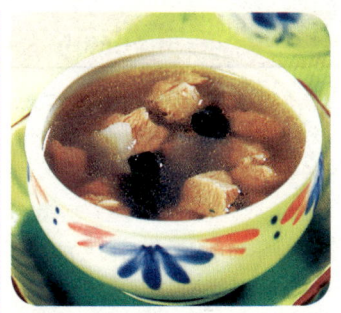

肉熟烂,加味精即可。

国医小课堂 何首乌是滋补良药,具有补益精血,润肠通便的作用,常用于血虚头晕,慢性肝炎等症;淮山、牛肉都具有补虚强健的功效,对于肝能起到保健、养护的作用。

名医推荐 山药枸杞羊肉汤

【材料】羊肉200克,瘦肉100克,枸杞子、山药各20克,沙参10克,姜片适量。

【调料】盐、鸡粉各适量。

做法

1. 将羊肉、瘦肉洗净切块;山药、枸杞子、沙参洗净。
2. 锅内烧水,水开后放入羊肉、瘦肉滚去表面血迹,再捞出洗净。
3. 将全部材料一起放入煲中,加入清水适量,大火煲开后改小火煲约90分钟,以盐、鸡粉调味即成。

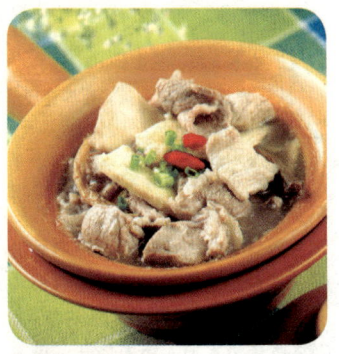

国医小课堂 这款汤中山药能健脾固肾,枸杞子有滋肾、润肺、补肝之功效,羊肉可以温肾健脾、壮阳补火,所以这款汤对脾有很好的滋养作用。

胡萝卜山药煲

【材料】 胡萝卜100克，山药50克，炒山楂30克，带鸡内金的鸡胗1个。

【调料】 盐、鸡清汤各适量。

做法

1. 胡萝卜切小块，鲜山药去皮，切小块；山楂放入清水中浸泡半天。
2. 鸡胗刮洗干净，切成小块。
3. 鸡胗放砂锅内，倒鸡清汤，小火炖煮40分钟后，加胡萝卜块、山药块、山楂、盐，小火炖20分钟即可。

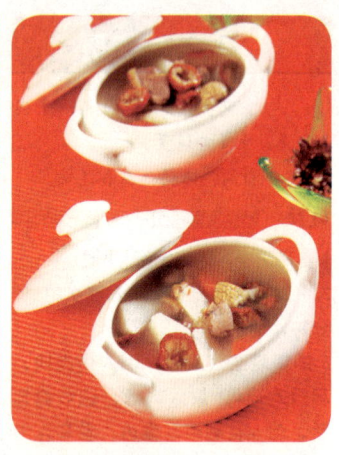

蜜枣菜干乌鸡汤

【材料】 乌鸡500克，白菜干、莲子各50克，蜜枣5颗，花生仁100克。

【调料】 陈皮1块，香油、盐各适量。

做法

1. 乌鸡宰杀后清洗干净，去其头、爪、内脏，切成块，用开水烫煮后漂去浮沫；白菜干用温水浸泡后洗净，每块撕成数条；其余用料都洗干净，莲子去心，陈皮刮去内瓤。
2. 将适量清水加入煲内烧开，再将以上材料倒进煲内，先用大火煲20分钟，后用中火煲40分钟，再用小火煲2小时。
3. 最后用香油、盐调味即可。

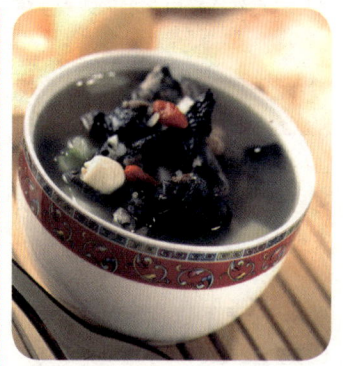

国医小课堂 蜜枣有补益脾胃，滋阴养血，养心安神的功效。乌鸡营养丰富又不会上火，对于营养不良引起的低血压有很好的治疗作用。特别适用于女性气虚、血虚、脾虚、肾虚等症。乌鸡是补虚劳、养身体的上好佳品。食用乌鸡可以提高生理机能、延缓衰老。

第八节　补肾强身

肾的调补在人体生命活动中占有重要的位置，对男女来说同样重要。肾阴与肾阳相互依存、相互制约，维持人体的动态平衡。食用苦瓜、虾、黑木耳、羊肉等，可调理肾阴、肾阳，保证身体的健康。

名医推荐　瘦肉海带黑木耳汤

【材料】水发海带、水发黑木耳各100克，瘦猪肉60克，葱段、姜片各10克。

【调料】盐、味精各适量，水淀粉适量，鸡油、淀粉各1大匙，猪骨汤750克。

做法

1.海带、黑木耳洗净，切丝；猪肉洗净切丝，用少许淀粉抓匀备用。
2.锅置火上，加入鸡油烧热，下葱

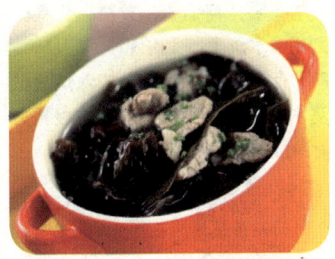

段、姜片炒香，再放入肉丝炒散，然后加入猪骨汤、海带丝、黑木耳丝煮沸，加盐、味精，以水淀粉勾薄芡，即可出锅装碗。

名医推荐　鲜虾时蔬汤

【材料】鲜虾、圆白菜各100克，蒜末、姜末各少许。

【调料】高汤、料酒、盐、味精各适量。

做法

1.鲜虾去虾线后洗净备用；圆白菜洗净，切块备用。
2.锅预热，放入蒜末、姜末炒香，再放入鲜虾、圆白菜同炒。

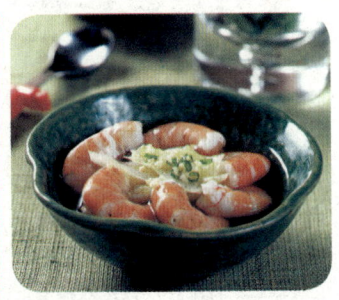

3.烹入料酒，加入高汤，放入盐、味精煮至入味即可。

草决明枸杞子牛肉汤

【材料】牛肉60克，草决明15克，枸杞子15克，黄精15克，生姜2片。

【调料】盐、味精各适量。

做法

1. 草决明、枸杞子、黄精、生姜分别用清水洗净；牛肉洗净，切块。
2. 所有材料放入锅中，加入适量的清水，大火煮沸后，改小火慢煲，2个小时后，加入盐、味精即可。

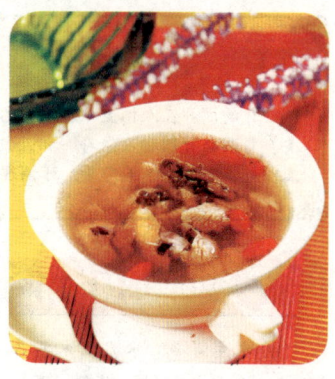

补肝肾、明目的功效，还可改善面色、促进肌肉生长，具有强筋健骨的作用。经常食用，可延缓衰老、益寿延年。

国医小课堂 草决明可以清肝明目，润肠通便。枸杞子不仅具有滋

虾仁青菜鲜辣汤

【材料】虾仁、青菜各100克，蒜、姜末各少许。

【调料】辣酱1大匙，番茄酱1小匙，盐、高汤各适量，胡椒粉少许，黄油、料酒各2大匙。

做法

1. 将虾仁洗净。
2. 青菜洗净，切块待用。
3. 锅置火上，烧热黄油，下入蒜、姜末、辣酱、番茄酱炒香，然后再下入虾仁、青菜拌炒，烹入料酒，倒入适量高汤，加入盐、胡椒粉煮至入味即可。

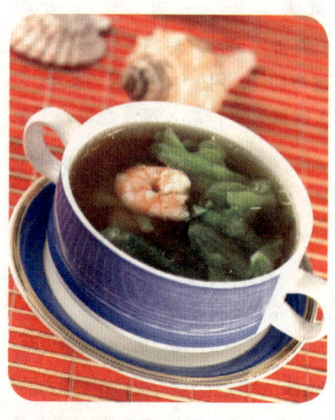

国医小课堂 中医认为，虾有补肾壮阳的功效。此汤尤其适合有肾虚、精神不振、腰膝酸软等症状的人食用。

苦瓜肋排汤

【材料】猪肋排500克，苦瓜150克，咸菜100克。

【调料】味精适量。

做法

1. 猪肋排洗净，汆烫，备用。
2. 苦瓜去皮、瓤，洗净，切成小块；咸菜洗净。
3. 猪肋排放瓦罐中，用小火煲，1个小时后放苦瓜、咸菜。
4. 中火煮30分钟，加味精调味即可。

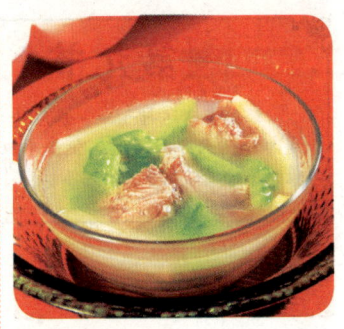

国医小课堂 中医认为，苦瓜具有清热消暑、养血益气、健脾补肾、滋肝明目的作用，肾虚的人可以常吃苦瓜。但是苦瓜性寒，故脾胃虚寒者不宜多食，以免加重病情。

苁蓉羊肉汤

【材料】羊腿肉500克，红参10克，枸杞子20克，肉苁蓉15克，生姜、葱各适量。

【调料】清汤、料酒、盐、味精各适量。

做法

1. 将羊肉放入开水锅中煮透，再用冷水洗净，切成块。
2. 把红参、肉苁蓉放入清水中浸泡1小时，红参切片。
3. 炒锅烧热，将羊肉、生姜片放入锅中一起翻炒，放料酒炝锅，炒透后，将羊肉、生姜片一起倒入大瓦罐内，加入适量清汤，投入红参、肉

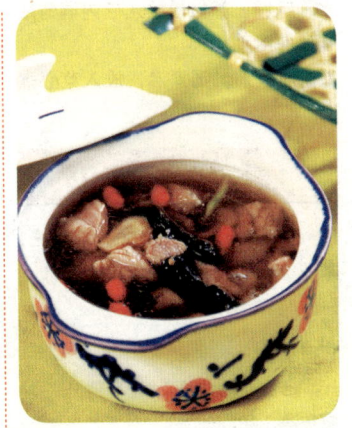

苁蓉、枸杞子、盐、葱，大火烧开后改小火慢煲，2个小时后用味精调味，拣出葱、生姜，即可食用。

第九节 通经活络

经络具有运行气血、感应传导的作用,一旦产生病变,经络会成为传送病邪的通道,使一个脏腑器官的疾病传递到另外一个脏腑。通经活络的食物有丝瓜、萝卜、山药等。

菜心汤

【材料】油菜心300克,米汤1大碗。
【调料】泡菜水1小碗,味精1小匙,辣椒粉1大匙。

做法

1. 油菜心洗净,对剖成两半;泡菜水、味精、辣椒粉放入碗内调匀成味汁备用。
2. 锅内放入米汤煮沸,放入菜心煮熟,连米汤一起舀入大碗中。
3. 食用时,用菜心蘸味汁即可。

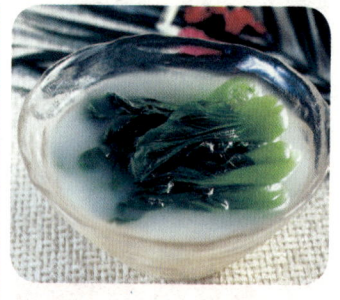

丝瓜草菇肉片汤

【材料】丝瓜2条,里脊肉300克,草菇10朵,老姜1块,葱白2根。
【调料】盐适量。

做法

1. 草菇洗净,去蒂,对半剖开;葱白洗净,切段。
2. 丝瓜去皮,洗净切块;老姜去皮,切片;里脊肉切薄片备用。
3. 锅中加入清水和姜片,大火煮开,再加入所有材料,改用中火继续煮至食材熟透,加盐调味即可。

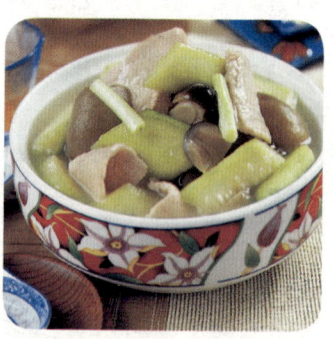

名医推荐 甘蓝苹果猪肉汤

【材料】猪肉300克,紫甘蓝80克,圆白菜150克,苹果、洋葱各1个。

【调料】月桂叶2片,料酒1大匙,盐、鸡精各适量,高汤6杯。

做法

1. 将猪肉洗净,切成薄片;紫甘蓝洗净,切开去根,切成2厘米宽、3厘米长的块;圆白菜洗净切开,去根,切成3厘米长、2厘米宽的块;苹果洗净,去核切块;洋葱去皮切块。
2. 油锅烧热,下洋葱炒软,再下猪肉片翻炒,烹入料酒,加圆白菜、苹

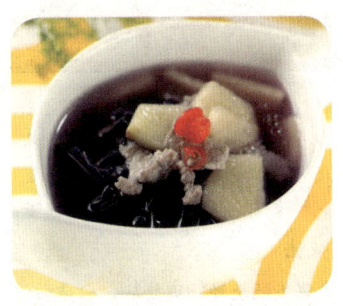

果、紫甘蓝炒匀,倒入6杯高汤,加入月桂叶、盐、鸡精煮至入味即可。

【国医小课堂】经常食用紫甘蓝可补脑、降低脑压、强化甲状腺功能,高血压、咯血、皮肤紫斑病患者多吃紫甘蓝对治疗和缓解症状大有益处。

名医推荐 花生猪蹄汤

【材料】猪蹄300克,胡萝卜1根,花生米50克,枸杞子20克,葱1根,生姜1块。

【调料】高汤、盐各适量,料酒、胡椒粉各少许。

做法

1. 猪蹄砍成块;花生米泡透,洗净;枸杞子泡透;胡萝卜去皮切块;葱切碎;生姜去皮切片。
2. 锅内加水,待水开时投入猪蹄、胡萝卜煮片刻,捞起待用。
3. 在砂锅内加入猪蹄、胡萝卜、

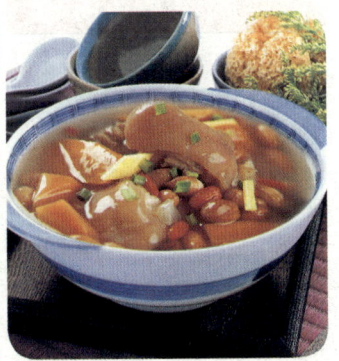

花生米、枸杞子、生姜片、料酒,注入高汤,加盖煲45分钟后调入盐、胡椒粉再煲10分钟,撒上葱花即成。

山药牛腩煲

【材料】牛腩300克,山药200克,红枣6颗,鸡血藤、杜仲各6克,葱段、姜片各适量。

【调料】料酒、盐、味精、清汤各适量。

做法

1. 将牛腩洗净切成长块,汆烫后过凉;山药去皮洗净,切成滚刀块;红枣、鸡血藤、杜仲分别洗净。
2. 往砂锅内加入适量清汤,将牛腩、红枣、鸡血藤、杜仲、葱段、姜片、料酒一同放入锅中,大火烧开后改小火慢煲2小时,然后再放入山药,继续煲1小时后,再用盐、味精调味即可。

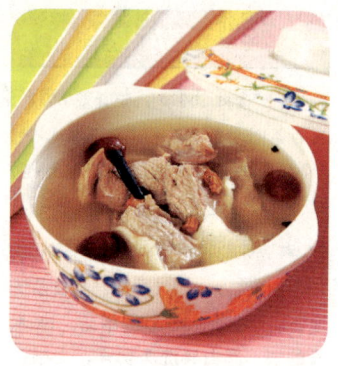

开胃鲜鱼汤

【材料】鲜鱼500克(鲤鱼、胖头鱼、鲫鱼),白萝卜150克,尖椒100克,葱段、姜片各适量。

【调料】白酒、黄酒、盐、味精各适量。

做法

1. 白萝卜、尖椒洗净,切成菱形片。
2. 少许油放入锅中,烧至八成热,下鱼,点少量白酒,烧至微黄。
3. 放入葱段、姜片,然后放入白萝卜片和尖椒片,加水,大火煎至微白。
4. 待汤微开,点少许黄酒,放少许盐,中火煎煮,至酒味消失,待汤显白色,点少许味精即可。

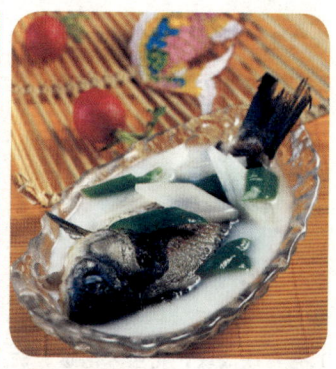

国医小课堂 白萝卜中维生素C的含量尤为丰富。它能够诱使人体自身产生干扰素,增加机体免疫力;白酒具有活血通脉的作用,适当饮用可扩张小血管,促进血液循环;黄酒同样具有活血驱寒、通经活络的功效。

第十节　活血化瘀

血液流通不畅会影响心、肺、肝等重要的脏腑器官，从而引发多种疾病，所以，平时可常吃些具有活血化瘀功效的食材或药材，如荸荠、苋菜、红花、川芎等，以保证血管的通透。

肉末土豆汤

【材料】猪肉200克，土豆100克，荷兰豆50克，洋葱半个，姜丝少许。

【调料】盐、料酒、鸡精各适量。

做法

1. 猪肉洗净，切末；土豆洗净去皮，切块；荷兰豆洗净，切块；洋葱切末，备用。
2. 油锅烧热，依次下洋葱末、姜丝、猪肉末、料酒翻炒片刻，然后倒入适量清水，加土豆、盐、鸡精煮至土豆断生，下入荷兰豆煮15分钟即可。

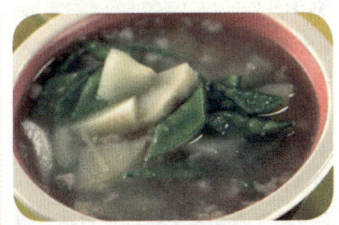

荸荠甘蔗胡萝卜汤

【材料】荸荠、胡萝卜各200克，甘蔗300克。

【调料】冰糖适量。

做法

1. 将甘蔗切成10厘米长的段，再从中间切成4块；荸荠洗净，切块；胡萝卜洗净，去皮，切块。
2. 所有材料放入煲中，加水炖1小时，最后加入适量的冰糖调味即可。

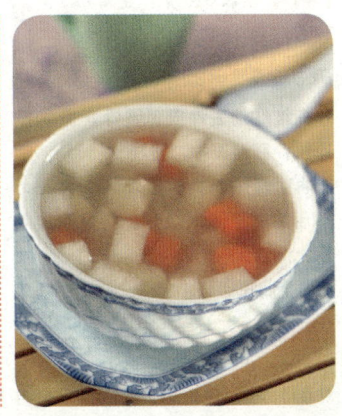

当归山药鸡汤

【材料】山药120克,老母鸡(净鸡)1只,赤芍18克,当归15克,红花5克,生姜、枸杞子各适量。

【调料】料酒、盐、鸡精各适量。

做法

1. 赤芍、当归、红花放入清水中浸泡半天,放入洁净的纱布袋中,扎好口放入鸡腹内,山药用清水浸泡半天,同生姜、枸杞子一并放入鸡腹中。
2. 将鸡放入瓦罐中,加足量水,放料酒、盐,小火煲2个小时后弃药包,加鸡精调味即可。

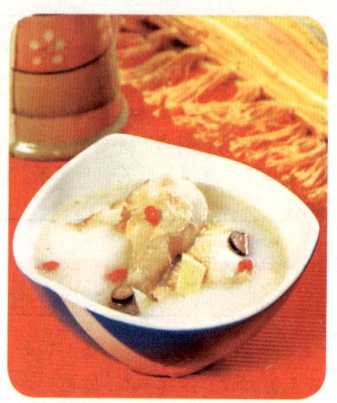

丝瓜豆腐汤

【材料】丝瓜320克,豆腐200克。

【调料】盐适量。

做法

1. 将丝瓜刨去外皮,洗净,斜切成厚块;豆腐洗净,切块。
2. 油锅烧热,将丝瓜爆炒一会儿,然后加适量清水烧开,将豆腐放入锅,滚沸。
3. 加盐调味即可。

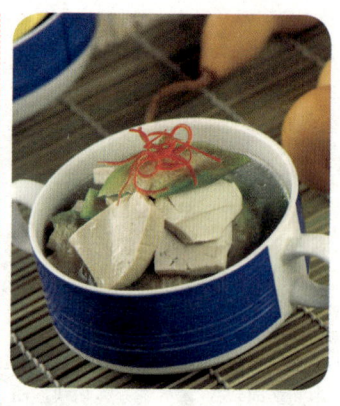

国医小课堂 中国的草药书籍中记载,丝瓜有通经络、行血脉、凉血解毒的功效。许多女性有月经不调的问题,平时饮食上注意多吃丝瓜,对月经不调有益。另外,豆腐的营养也很丰富,含有大量的钙和优质蛋白,所以此汤可以提供均衡的营养。

川芎蛤蜊汤

【材料】蛤蜊肉200克,川芎10克,土豆、香葱适量。

【调料】盐、香油适量。

做法

1. 川芎洗净,加适量水煎汁,备用。
2. 土豆去皮,洗净,切片;蛤蜊用盐水洗净,取肉备用。
3. 将土豆片放入锅内,倒入川芎汁和适量的水,将蛤蜊肉放入锅内,煮约15分钟,放入盐、香葱、香油即可。

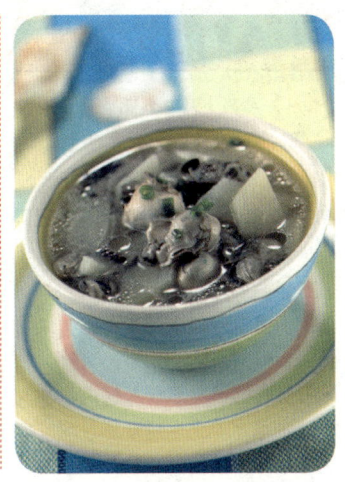

健康蔬果汤

【材料】西红柿250克,洋葱、西芹、胡萝卜、面粉各50克,土豆100克,鲜牛奶半杯。

【调料】盐1小匙,黄油半小匙,胡椒粉各适量。

做法

1. 西红柿洗净,去蒂,切块;洋葱洗净切丝;胡萝卜、土豆洗净切成条。
2. 油锅烧热,将蔬菜放入炒透,加汤煮8分钟;另一锅中放入黄油,加面粉炒匀,再倒入牛奶烧开,倒入炒好的蔬菜及汤汁,烧开以盐、胡椒粉调味即可。

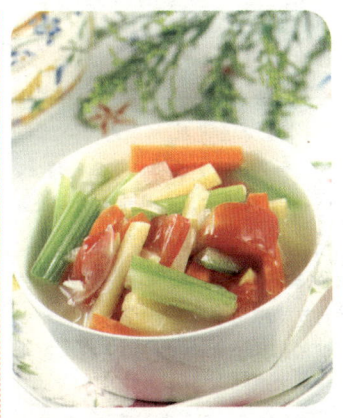

国医小课堂 中医认为,洋葱具有温中通阳、散瘀解毒的功效,与其他新鲜的蔬菜同食,活血化瘀功效较明显。

红花鸡汤

【材料】 母鸡1只，红花3克，当归15克，橙子1个，无花果2个。

【调料】 盐适量。

做法

1. 母鸡宰杀去爪、内脏，洗净后放入开水中余烫，捞出后备用。
2. 橙子去皮，切成两半；无花果切开；当归、红花分别洗净，备用。
3. 将所有材料全部放入锅内，加入适量的清水，大火烧开后，改成小火慢煲两个小时后，放入盐，搅拌均匀后即可食用。

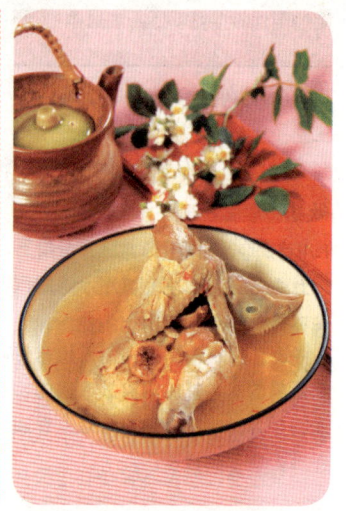

鸡蛋粉丝苋菜汤

【材料】 绿色苋菜100克，粉丝20克，鸡蛋1个，葱花、姜丝各适量。

【调料】 清汤、盐、鸡精、胡椒粉各适量。

做法

1. 苋菜择洗干净，逐棵撕开；粉丝剪成段用温水泡发；鸡蛋打入碗中搅匀备用。
2. 油锅烧热，倒入蛋液转动，摊成一个薄蛋饼出锅，晾凉后切成丝备用。
3. 锅留少许底油，放入葱花、姜丝煸香后放苋菜煸炒片刻，加入清汤，放入粉丝大火煮开后撒入蛋丝，加入适量的盐、鸡精和胡椒粉即可。

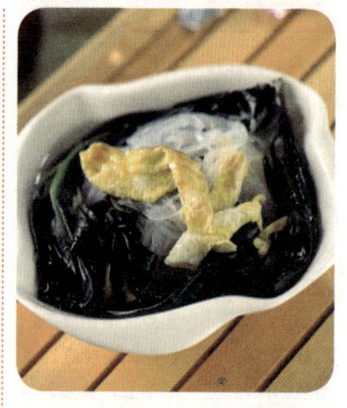

第三章 小病不求医，汤饮疗法效果显著

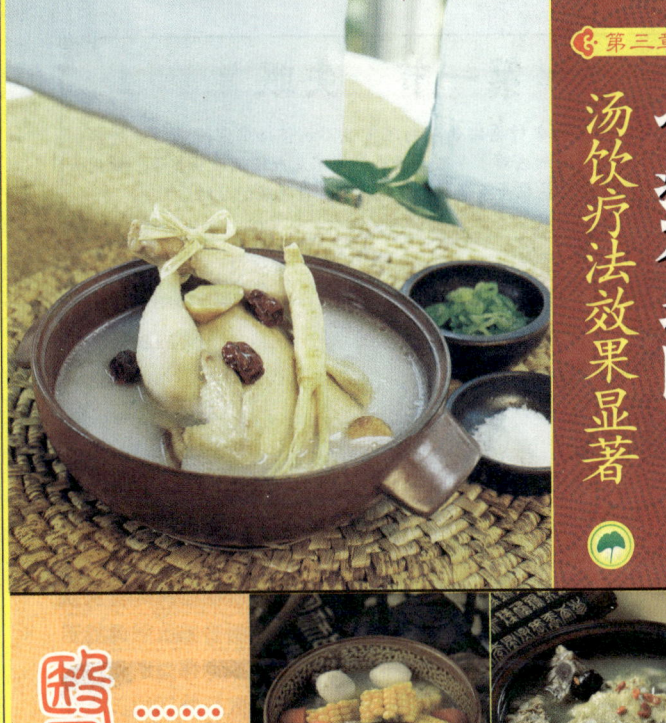

醇酒……

如今，汤疗保健祛病法已风靡全球，日常生活中的一些小毛病都可以通过汤疗得到改善。本章将为你推荐几款经典好汤，让你不再为生活中的小病小痛而忧。

第一节 失眠

失眠是因为各种原因导致的经常性不能获得正常睡眠的一种病症，多表现为入睡困难、早醒及睡眠时间不足或睡眠质量差等。饮用牛奶、蜂蜜水、枸杞子茶等，都可以达到改善睡眠的目的。

名医推荐 毛豆浓汤

【材料】毛豆适量，鲜奶200毫升。
【调料】盐适量。

做法

1.毛豆去皮，去薄膜、杂质，洗净滤干后倒入果汁机中，加牛奶榨汁。
2.榨好的汁以细网筛过滤，将滤好的汁倒入锅中，以中火煮，边煮边搅拌，待沸后加盐调味即成。

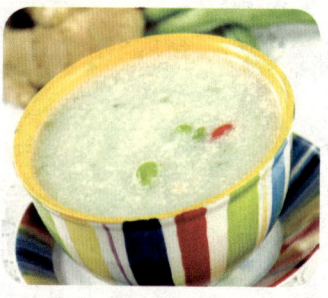

名医推荐 补阴蛤蜊汤

【材料】蛤蜊肉200克，玉竹15克，百合、山药各30克，姜适量。
【调料】味精、盐、料酒各适量。

做法

1.将蛤蜊肉用热水浸泡，洗净，放入蒸碗中，将浸泡水沉淀，取上层清汤倒入碗中，将蒸碗置笼内蒸30分钟。
2.将百合、玉竹、山药分别洗净，山药切片。
3.油锅烧热，放入姜、料酒及适量水，倒入碗中的汤和蒸碗中的蛤蜊肉，放入百合、玉竹、山药，用大火烧沸，改用小火炖15分钟，加味精、盐调味即成。

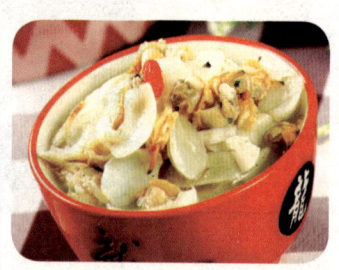

银花山楂汤

【材料】银花 30 克，山楂 10 克。

【调料】蜂蜜 20 克。

做法

1. 将山楂去核，洗净；银花用清水冲洗干净，待用。
2. 把银花、山楂一同放入砂锅内，加入 4 碗清水，大火煲煮，直至锅内剩有 2 碗水时，去渣，加入蜂蜜，拌匀即可。

国医小课堂 蜂蜜可以有效缓解神经紧张，促进睡眠。另外，山楂味酸，加热后会变得更酸，怕酸的人可以在食用前用水煮一下，这样就可以去掉一些酸味，如果还觉得酸，可以适量加糖。

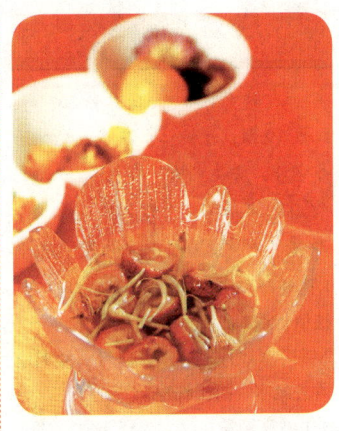

枸杞鸡肝汤

【材料】鸡肝 200 克，枸杞子适量，鸡架 100 克，姜 3 片，葱花适量。

【调料】盐、胡椒粉各 1 小匙，料酒 1 大匙。

做法

1. 鸡架洗净后压碎或切块，熬煮成浓汤。
2. 将姜用榨汁机榨成姜汁备用。
3. 鸡肝洗净切 1 厘米大小的方块，先用热水氽烫后以清水冲洗，再加少量姜汁浸润。
4. 鸡架熬成的浓汤中加入枸杞子，中火煮半小时后，加入鸡肝以及适量盐、料酒，煮沸后加入胡椒粉调味，撒上葱花即可。

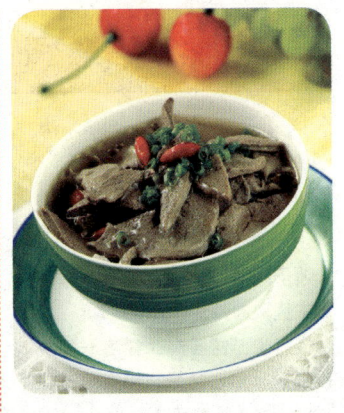

红枣茯苓瘦肉汤

【材料】瘦肉250克，猪脊骨200克，红枣10颗，核桃仁、茯苓、枸杞子各少许，老姜1块，葱1根。

【调料】盐适量，鸡粉少许。

做法

1. 猪脊骨、瘦肉洗净，斩块；茯苓、核桃仁洗净，葱切碎备用。
2. 锅内水烧开，放入猪脊骨、瘦肉汆烫去血水，捞出洗净。
3. 用砂锅装清水，大火煲滚后，放入猪脊骨、瘦肉、茯苓、红枣、核桃仁、枸杞子、老姜，煲2个小时，调入盐、鸡粉，撒上葱花即可食用。

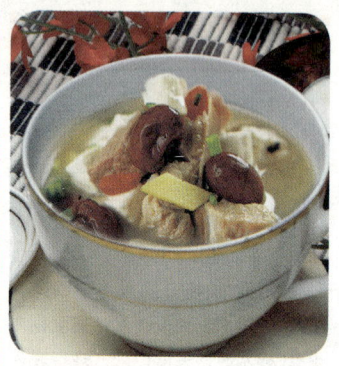

国医小课堂 中医认为，红枣具有养心安神的作用，对缓解失眠症状具有较好的作用。而茯苓的主要功效就是健脾渗湿、养心安神，与红枣搭配煲汤，安神功效更佳，有失眠症状者，可常饮此汤。

莲子桂圆汤

【材料】莲子、桂圆各30克，红枣20克。

【调料】蜂蜜适量。

做法

1. 莲子洗净，去心；红枣洗净；桂圆去壳取肉，洗净。
2. 将莲子、桂圆肉、红枣一同放入砂锅内，加水适量，小火炖至莲子烂时，加入蜂蜜即成。

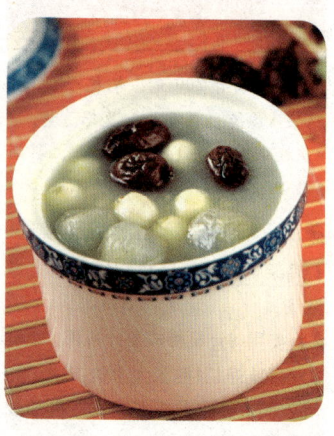

名医保健指南 桂圆有补益心脾、养心安神的功效，再加上同样具有安神功效的莲子和蜂蜜，让此汤有很好的防治失眠功效。

名医推荐 苦瓜瘦肉汤

【材料】新鲜苦瓜150克,猪瘦肉100克。

【调料】盐适量。

做法

1. 鲜苦瓜去核,切块,待用;猪瘦肉洗净,切片。
2. 将猪瘦肉放入沸水中氽烫去血污,捞出备用。
3. 将苦瓜块与猪肉片放进煲内,加适量清水,大火煲20分钟,再用小火慢煲2小时,加少许盐调味即可食用。

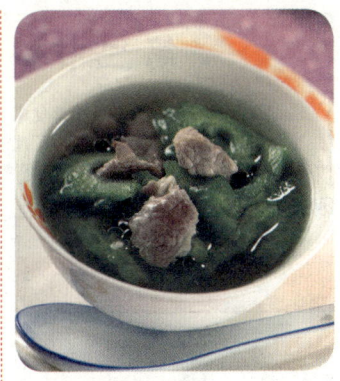

国医小课堂 夏季气温较高,心火易起,胃口不佳,容易造成失眠,而苦瓜性寒,具有清心解暑及增强食欲的功效,特别适合夏季食用。

名医推荐 百合蜂蜜汤

【材料】百合100克,枸杞子少许。

【调料】蜂蜜适量。

做法

1. 将百合一片片剥下,撕去内衣,用清水洗净,浸泡20分钟后捞出,备用。
2. 将百合、枸杞子放锅中,再加入适量清水煮至熟烂,熄火过一会儿后调入适量蜂蜜即可。

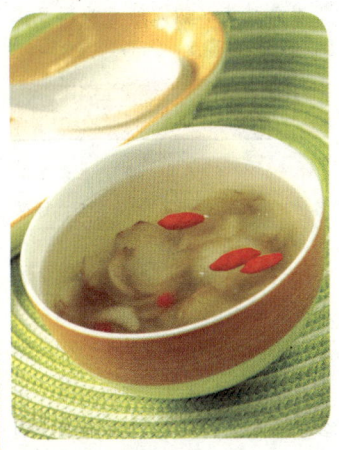

国医小课堂 蜂蜜自古就是排毒养颜的佳品,含有多种人体所需要的氨基酸和维生素,常吃除了可帮助人体排出毒素,对防治失眠、心血管疾病和神经衰弱等症也有一定的效果。

第二节 慢性疲劳

慢性疲劳是人长期处于亚健康的警示信号,对人体的免疫、神经、生殖等系统都会造成损伤,为了改善慢性疲劳的状态,一定要调控好饮食,如多吃红枣、蘑菇、枸杞子等营养丰富的食物,还要多运动。

名医推荐 红枣枸杞鸡腿煲

【材料】鸡腿1个,黄芪4片,红枣8颗,枸杞子适量。

【调料】米酒1大匙,盐适量。

做法

1. 鸡腿剁成数块,放入沸水中略汆烫后捞出洗净,中药材略洗备用。
2. 准备炖盅,放入所有材料及调料,加盖,放入蒸笼蒸炖1小时即可食用。

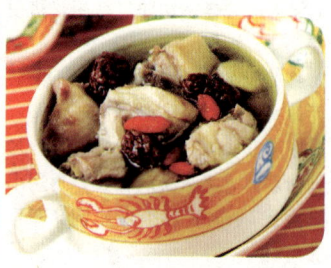

名医推荐 三丝紫菜汤

【材料】紫菜25克,笋、水发冬菇各40克,豆腐干2块,姜末、绿菜心各适量。

【调料】盐、味精、酱油、清汤、香油各适量。

做法

1. 将紫菜去杂洗净,撕碎;笋、水发冬菇洗净,切成细丝;豆腐干切成细丝。
2. 锅置火上,加入清汤烧开,将冬菇丝、笋丝、豆腐干丝下锅,烧开后再下入紫菜、绿菜心,同时放入酱油、盐、味精、姜末调味,烧开后撇去浮沫,淋入香油即成。

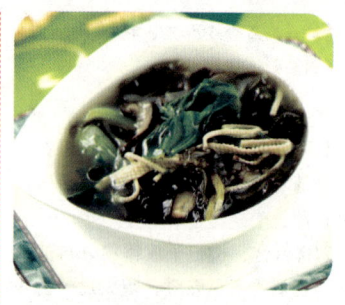

莲子红枣木瓜羹

【材料】木瓜1个，水发银耳30克，红枣、莲子各适量。

【调料】冰糖适量。

做法

1. 木瓜洗净，去皮、子后切小块备用。
2. 银耳用温水泡至完全回软后，洗净备用。
3. 红枣温水泡发洗净；莲子泡发后，去除莲心，洗净备用。
4. 锅内放水，加入木瓜、银耳、红枣、莲子、冰糖，先用大火烧开后改小火煲1~2小时即可。

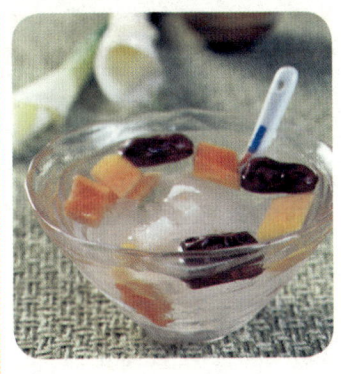

玉米排骨汤

【材料】排骨500克，玉米3根。

【调料】盐、味精、香油各适量。

做法

1. 玉米洗净切段备用。
2. 排骨洗净后用热水汆烫去血水，捞起洗净沥干备用。
3. 将所有材料及调料一起放入锅内，煮沸后改中火煮5~8分钟。
4. 再放入焖烧锅中，焖约2小时即可。

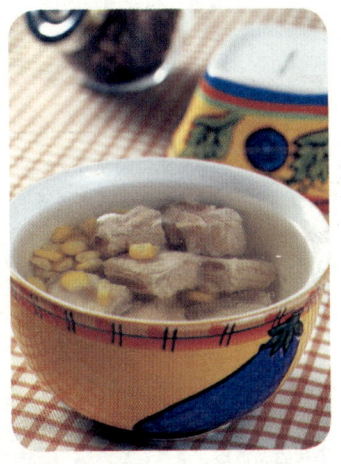

国医小课堂 此汤可以调理脾胃，能缓解酸痛无力、头晕头疼等慢性疲劳综合征的症状。虽然玉米的营养价值很高，又具备多种药用价值，但是，却不能将玉米作为主食食用，因为，单一食用玉米容易患癞皮病，最好与其他食物配合食用，这样玉米的营养功效才能彻底地发挥出来。

鲫鱼黑豆汤

【材料】鲫鱼1条，黑豆100克，红枣6颗，生姜数片。

【调料】盐适量。

做法

1. 把鲫鱼宰杀洗净后，放入烧热的油锅中，炸至微黄，加入一碗清水略煮片刻。
2. 黑豆洗净；红枣去核，洗净，备用。
3. 鱼与汤汁一同放入瓦罐内，投入处理好的黑豆、红枣与姜片，向瓦罐内注入6碗清水，小火煲至黑豆烂熟后，捞去鱼骨，用盐调味即可。

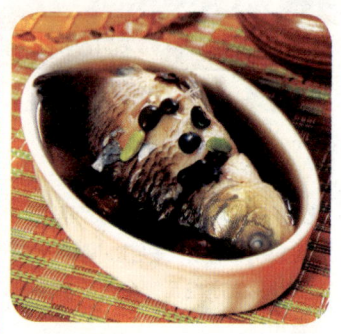

国医小课堂 鲫鱼肉有温中下气、健脾益气、利水通乳、清热解毒的功效，适合患慢性疲劳综合征的人食用。以鲫鱼为主料，再加上补气养血效果很好的红枣，可以有效地让人恢复精力。

杞菊排骨汤

【材料】排骨200克，枸杞子25克，杭白菊10克，葱段、姜片各适量。

【调料】盐适量，味精少许。

做法

1. 排骨用清水洗净，切成大小均匀的块，放入沸水中汆烫，去血水；枸杞子、菊花用温水洗净。
2. 锅置火上，加清水适量，把处理好的排骨、葱段、姜片，放入锅中，大火煮沸后，改小火慢煮，30分钟后，放入枸杞子、杭白菊，继续炖煮，10分钟后用盐、味精调味即可。

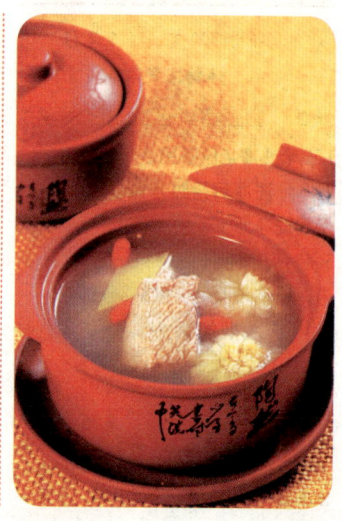

胡萝卜蘑菇汤

【材料】胡萝卜150克，蘑菇50克，黄豆、西蓝花各30克。

【调料】盐、白糖、清汤各适量，味精少许。

做法

1. 胡萝卜去皮切成小块；蘑菇洗净切片，黄豆洗净，用清水泡透后取出蒸熟；西蓝花洗净摘成小朵。
2. 油锅烧热，加入胡萝卜、蘑菇翻炒数次，放入清汤，用中火煮。待煮至胡萝卜块烂时，下入泡透的黄豆、西蓝花，调入盐、味精、白糖，煮透即可食用。

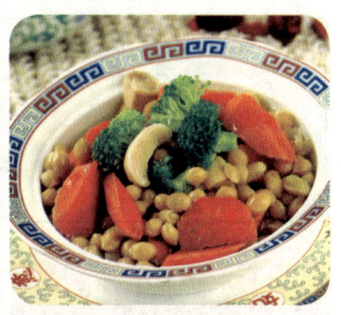

国医小课堂 胡萝卜富含维生素A和多种人体必需的氨基酸及十几种酶，而蘑菇的营养更丰富且易于消化，所以此汤对于患慢性疲劳综合征的人来说非常合适。

蒜苋菜汤

【材料】大蒜8瓣，苋菜500克，枸杞子少许。

【调料】盐适量。

做法

1. 苋菜洗净，切段；大蒜洗净，去皮备用。
2. 锅中倒少许油烧热，放入蒜粒，以小火煎黄。
3. 在煎蒜的锅中加入清水，煮滚后加入苋菜。
4. 待汤再次煮滚，撒上枸杞子，加盐调味即可。

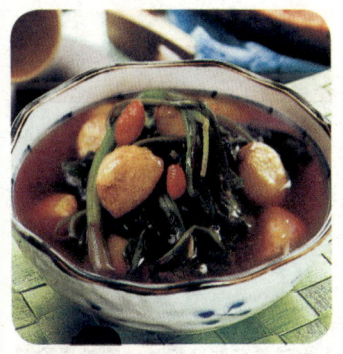

国医小课堂 常吃可以解毒通便，预防溃疡，补血；而大蒜具有润肠通便的功效，二者结合煲汤，可迅速排出体内毒素，有效改善慢性疲劳综合征的症状。

第三节　精神抑郁

精神抑郁很容易导致情绪低落、思维能力下降等问题。缓解精神抑郁，既要调节好心理平衡，又要注意食用有滋补功效的食物，如蜂蜜、大球盖菇、百合、山药等。

清炖蜂蜜木瓜汤

【材料】木瓜300克。

【调料】蜂蜜少许。

做法

1.将木瓜去皮、子，切成块状。
2.煲锅中加水，将木瓜块与蜂蜜一起煮20分钟即可。

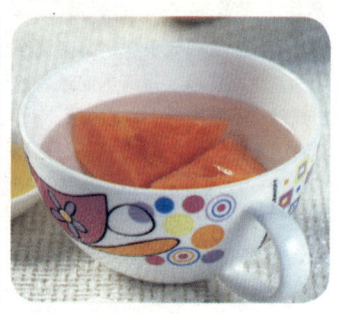

大球盖菇鸡胗汤

【材料】大球盖菇200克，鸡胗100克，豆苗30克，枸杞子、辣椒各少许。

【调料】醋3小匙，胡椒粉、料酒各2小匙，盐1小匙，鸡汤2杯，香油适量。

做法

1.大球盖菇洗净切片，鸡胗去除筋膜切花刀，用料酒腌制10分钟后，用清水洗净，备用。
2.炒锅置火上，加入鸡汤和原料，烧沸后，放入调料（香油除外）慢火炖至入味，淋香油即可。

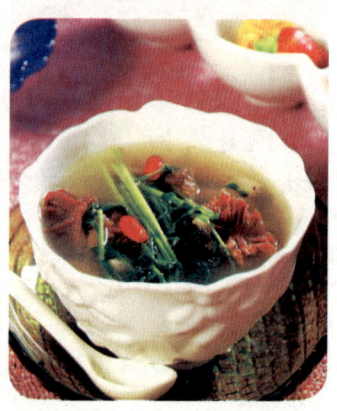

百合牡蛎苹果煲

【材料】新鲜牡蛎150克,新鲜百合100克,青苹果1只,生姜末适量。

【调料】葡萄酒、味精、盐、料酒各适量。

做法

1. 新鲜牡蛎去肠取肉,洗净,切碎后放入葡萄酒中腌渍10分钟。
2. 新鲜百合洗净,掰开;青苹果削去心,切成小块。
3. 油锅烧至六成热,下生姜末,煸出香味后,倒入牡蛎肉,加适量料酒,大火快速翻炒3分钟,再加入适量清水,大火烧开。
4. 将百合放入瓦罐中,再倒入处理好的牡蛎肉,小火慢煮,待到牡蛎肉熟烂时,放青苹果块、盐、味精,继续煮5分钟即可。

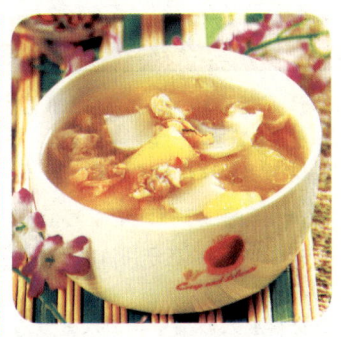

杞桂牛肉煲

【材料】枸杞子15克,山药100克,桂圆肉10克,牛肉250克,生姜适量。

【调料】盐、料酒、味精各适量。

做法

1. 将枸杞子、桂圆肉分别洗净;山药洗净切块。
2. 牛肉放入沸水锅中汆烫3分钟,捞出洗净,切成厚肉片。
3. 油锅烧热,倒入牛肉片爆炒,烹入料酒,略炒后起锅。
4. 将牛肉、山药、生姜一同放入煲锅中,加入足量的清水,大火煮沸后,改用小火慢煲,2小时后,去生姜,下枸杞子、桂圆肉,继续煲20分钟,即可用盐、味精调味食用。

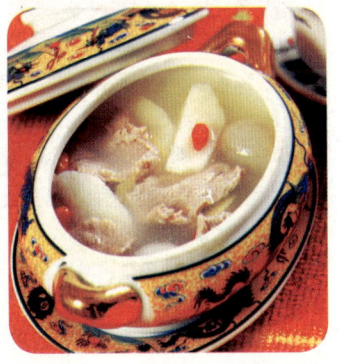

鹌鹑莲子汤

【材料】莲子30克,鹌鹑肉100克,红枣3颗,葱段、姜片各适量。

【调料】盐、味精各适量。

做法

1. 鹌鹑肉洗净;莲子用清水稍浸片刻,洗净。
2. 材料放入砂锅中,加入适量清水,烧开后,转用中火煲1小时,加入盐、味精调味即可。

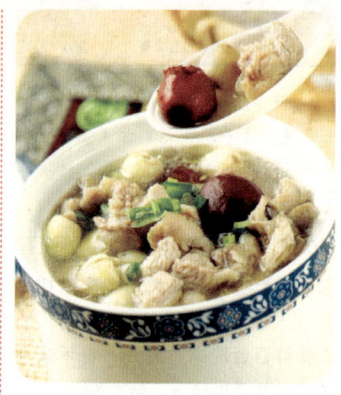

国医小课堂 莲子含有丰富的蛋白质、脂肪和碳水化合物,能使某些酶活化,维持神经传导性,镇静神经,缓解精神抑郁,维持肌肉的伸缩性和心跳的节律等作用。莲子心味道极苦,却有显著的强心作用,能扩张外周血管,降低血压。

鲫鱼川贝汤

【材料】鲫鱼200克,川贝6克,姜丝适量。

【调料】胡椒、盐、陈皮各适量。

做法

1. 鲫鱼去鳞,除内脏,洗净备用。
2. 将川贝、胡椒、姜丝、陈皮放入鱼腹中,封口。
3. 把鱼放入锅内,加清水适量,用盐调味,中火煮熟后,将鱼腹中的材料取出,即可食肉喝汤了。

国医小课堂 川贝的学名为川贝母,产地不同,形状也不尽相同。

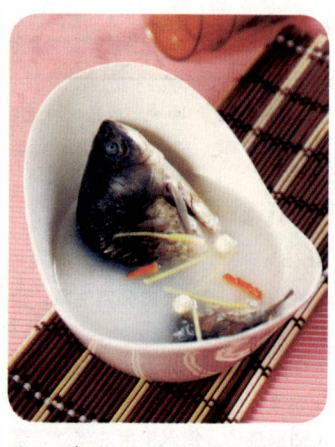

川贝母有滋阴润肺的功能,与属性相同的麦东门、沙参配合使用,滋补效果更佳。

名医推荐 黑豆泥鳅汤

【材料】泥鳅250克，黑芝麻15克，黑豆50克，枸杞子适量。

【调料】鸡粉、盐各适量。

做法

1. 黑豆、黑芝麻洗净备用；泥鳅放冷水锅内，加盖，加热烫死，取出，洗净，沥干水分后下油锅煎黄，铲起备用。
2. 把黑豆放入锅内，加清水适量，大火煮沸后，再用小火续炖至黑豆将熟时，放入泥鳅、黑芝麻、枸杞子煮至黑豆熟烂时，放入盐、鸡粉调味即成。

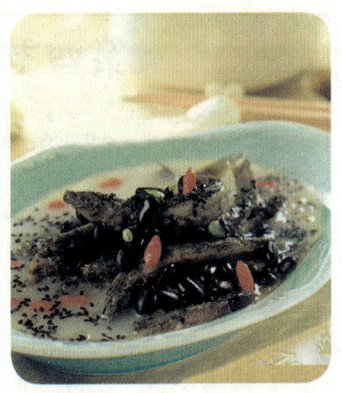

国医小课堂 泥鳅有养神安神、祛湿邪的功效，黑芝麻具有良好的滋补功效，二者搭配食用，可以起到改善精神抑郁的作用。另外，由于芝麻带有浓郁的香味，因此可促进食欲。

名医推荐 草果陈皮青鱼汤

【材料】青鱼1条，圆白菜半棵，草果、陈皮各5克，党参15克，葱段、姜片各少许。

【调料】盐适量，胡椒粉少许。

做法

1. 青鱼去鳞、鳃、内脏洗净后切块，用油煎炸至金黄色后，盛出备用。
2. 圆白菜、草果、陈皮、党参分别洗净，圆白菜切块，待用。
3. 将所有处理好的材料一同放入锅内，注入一定量的清水，大火滚沸后改小火慢煲，1小时后，用盐、胡椒粉调味即可食用。

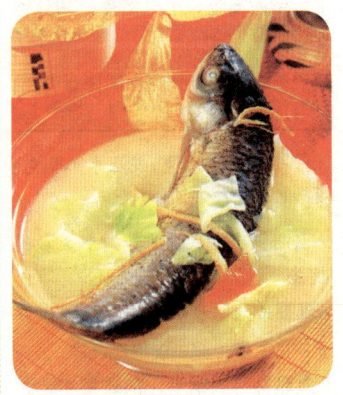

第四节　健忘

近年来，经常有20～30岁的年轻人被健忘困扰，这实际上是一种亚健康状态的表现。中医认为，健忘多因心脾亏损、精气不足等原因所致，食用猪脑、花生、鱼可改善健忘。

名医推荐　冬虫夏草猪脑煲

【材料】冬虫夏草3克，猪脑髓1个。

【调料】盐、高汤、料酒、味精、香油各适量。

做法

1. 将新鲜的猪脑髓处理干净；冬虫夏草用清水洗净。
2. 把冬虫夏草与猪脑一同放入瓦锅中，倒入高汤，小火煲煮，30分钟后，加盐、料酒、味精、香油，继续煲煮5分钟，即可停火食用。

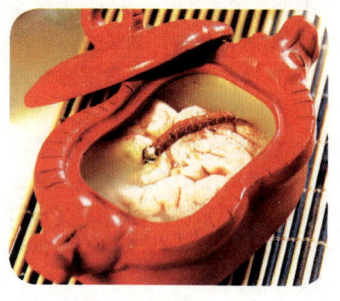

名医推荐　花生排骨汤

【材料】排骨200克，花生米100克，蒜、姜丝各适量。

【调料】盐适量。

做法

1. 排骨洗净，切开，氽烫，捞出沥干；花生米、蒜，去皮，洗净。
2. 全部材料放锅中，加适量水，大火煮开后，小火炖2小时，最后加盐即可。

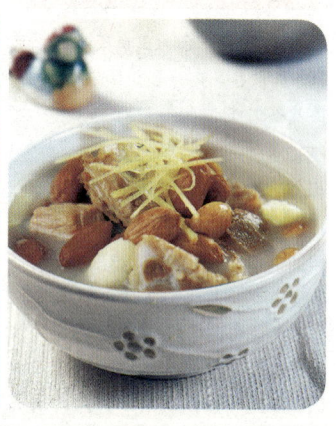

花生牡蛎瘦肉汤 名医推荐

【材料】花生仁30克，牡蛎250克，猪瘦肉200克，姜适量。

【调料】盐适量。

做法

1. 花生仁洗净后浸泡40分钟；牡蛎取肉，洗净，汆烫；猪瘦肉洗净切片，汆烫，备用；姜洗净，切片。
2. 油锅烧热，下入姜片，将牡蛎肉爆炒至微黄，加入适量清水，大火煮沸。
3. 放入花生仁和瘦肉片，滚沸后，改用小火煮熟，加盐调味即可。

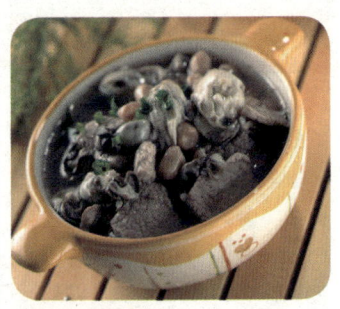

国医小课堂 花生仁富含蛋白质、钙；牡蛎除了富含蛋白质、钙，还含有各种维生素和矿物质，可安神、潜阳补阴、软坚散结、收敛固涩，适用于惊悸失眠、眩晕耳鸣。两者搭配熬成汤品具有醒神健脑、安神益智的功效，是健忘者不错的食疗选择。

西红柿鲈鱼汤 名医推荐

【材料】鲈鱼1条，西红柿100克，蛤蜊50克，姜丝、蒜蓉各适量。

【调料】盐、白糖、料酒、鸡精各适量。

做法

1. 鲈鱼宰杀处理干净，去鱼头、剔骨切成片，用料酒、姜丝、盐腌渍去腥味。
2. 西红柿洗净，切成块备用。
3. 油锅烧热，下蒜蓉、西红柿翻炒片刻，加入适量清水后煮沸。
4. 倒入蛤蜊、鲈鱼片，稍煮片刻，加入盐、白糖、鸡精即可。

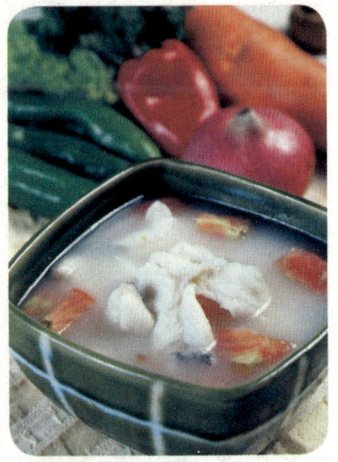

国医绝学百日通

山药黄豆排骨汤

【材料】猪排骨500克，山药300克，黄豆200克，姜片适量。

【调料】八角、花椒、盐、鸡粉各适量。

做法

1. 猪排骨洗净，切块；黄豆、八角、花椒洗净；山药洗净，去皮切段。
2. 锅内烧水，水开后放入排骨，去血污，再捞出洗净。
3. 姜片、八角、花椒、排骨、黄豆一起放入煲内，加入适量清水，大火烧开后，改用小火煲2个小时，放入山药块，转用小火炖至山药软

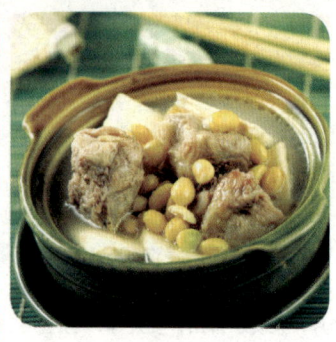

烂，加盐、鸡粉调味即可。

国医小课堂 黄豆含丰富的蛋白质、亚油酸、卵磷脂等有益大脑的营养物质，有健脑的作用，每天食用适量黄豆或豆制品，可增强记忆力。

酸菜土豆汤

【材料】土豆300克，四川酸菜100克，山辣椒10个，香葱1根，姜片、葱节各适量。

【调料】猪骨头汤1大碗，盐2小匙，香油少许，胡椒粉适量。

做法

1. 土豆削皮洗净，切滚刀块；四川酸菜切小薄片；香葱切末。
2. 将猪骨头汤和土豆一同放高压锅内，加入姜片、葱节、山辣椒，加盖压10分钟，放气揭盖，拣去姜、葱。
3. 将土豆、山辣椒捞入碗内，撒香

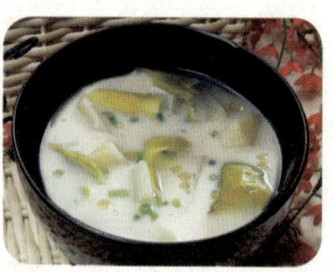

葱末，滴几滴香油；原汤内放入四川酸菜，加盐、胡椒粉烧开，将汤浇在碗内即可。

国医小课堂 营养专家指出，食用土豆不但可以增强体质，提高记忆力和让思维清晰，还能改善因抑郁、不安导致的失眠、健忘等不良状态。

豆腐海鱼汤

【材料】中型海鱼1条，长形豆腐1块，姜6片，香菜1棵，葱2段。

【调料】料酒1大匙，盐1小匙，胡椒粉少许。

做法

1. 油锅烧热，先将葱段、姜片入锅爆香，再放入洗净、擦干的海鱼，两面略煎，随即淋料酒1大匙，并加入清水烧开。
2. 改小火，豆腐切块后放入同烧，拣除葱段、姜片，另将4片姜切丝放入。
3. 待入味并熟软时，放盐、胡椒粉。香菜切碎，盛出后撒入汤内即成。

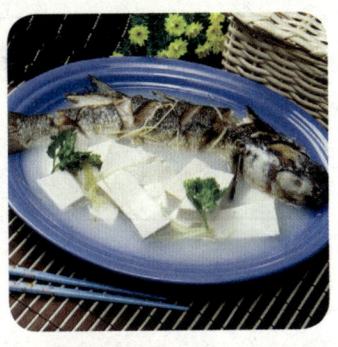

国医小课堂 现代人工作和生活压力很大，很多人容易因此失眠、焦虑，甚至健忘，深海鱼中所富含的不饱和脂肪酸有类似抗抑郁药的作用，能阻断神经传导路径，增加血清素的分泌量，使人的心理焦虑减轻，缓解失眠、健忘的症状。

板栗花生汤

【材料】清水板栗1瓶，火腿80克，西蓝花、花生、大白菜叶各50克，胡萝卜2根，牛奶2大匙。

【调料】盐适量。

做法

1. 将火腿切成块；板栗控净水；花生洗净，放入适量清水中煮熟去皮。
2. 西蓝花放入盐水中洗净，切小朵；大白菜叶洗净撕块。
3. 胡萝卜洗净，去皮切段，放入果汁机内，加入适量清水搅打成汁。

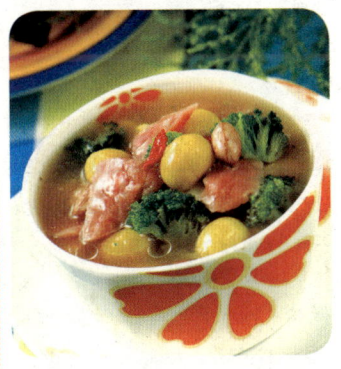

4. 汤锅中加入适量清水，倒入胡萝卜汁、牛奶搅匀煮沸，下入其他材料，加盐煮沸后，续煮10分钟即可。

第五节　便秘

便秘是一种很常见的临床症状，主要指排便次数太少，或排便不畅、费力、困难、粪便干结等，30～40岁及60～70岁的人群易发生便秘，食用韭菜、豆苗、萝卜等对改善便秘大有裨益。

沙茶韭菜煮鸭血

【材料】鸭血500克，酸菜2片，韭菜1小把，红椒丝少许。

【调料】高汤6碗，盐适量，沙茶酱2大匙。

做法

1. 鸭血切除有泡沫部分，切片，用开水氽烫后捞出；酸菜切丝；韭菜切段。
2. 酸菜丝放入高汤内先煮，再放入鸭血煮熟后，加盐调味。
3. 放入韭菜即熄火，加沙茶酱调味，撒上些许红椒丝即成。

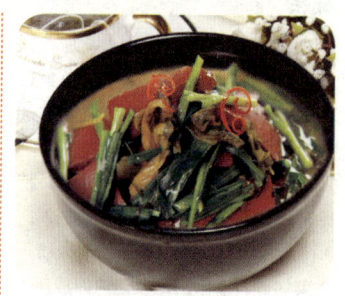

豆苗鱼丸汤

【材料】鱼丸100克，豆苗150克，大蒜10瓣。

【调料】盐适量。

做法

1. 豆苗洗净待用；大蒜，洗净，拍烂。
2. 将油锅烧热，投入大蒜，炒出香味后加适量的清水，煮沸后下鱼丸，煮熟后再放豆苗，稍煮片刻用盐调味即成。

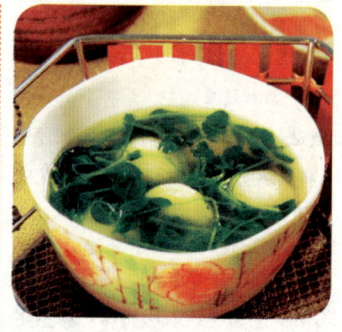

萝卜薏米黄花菜汤

【材料】黄花菜80克,白萝卜100克,胡萝卜半根,薏米30克,柠檬半个。
【调料】盐适量,味精半小匙。

做法

1. 将胡萝卜洗净,去皮,切丝;将白萝卜去皮,切丝;柠檬切块,待用。
2. 黄花菜洗净,入沸水氽烫捞出,用清水泡凉,沥净水分后,切小段。
3. 薏米用清水浸透,放入汤锅中加适量清水煮熟,再加入柠檬煮沸。
4. 下入其他材料,加盐煮20分钟,下味精入味即可。

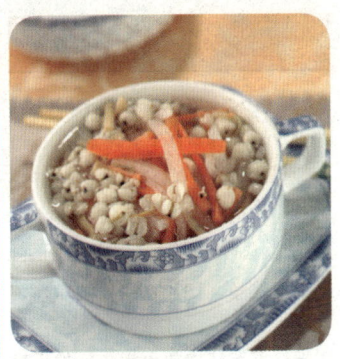

国医小课堂 经常适量食用黄花菜,对防病保健、延年益寿大有益处。有习惯性便秘的老年人,经常吃些黄花菜,既能健胃补脾,又能润肠通便,还可养血安神。

酸菜煎蛋汤

【材料】泡酸菜50克,鸡蛋2个,西红柿1个,菜心适量,葱花少许。
【调料】盐适量,鸡粉1小匙。

做法

1. 泡酸菜洗净切粒;鸡蛋磕入碗中,打散成蛋液;西红柿洗净切片;菜心洗净对剖。
2. 锅内放油烧热,倒入蛋液略煎,稍定形后炒散,加入沸水、西红柿片煮沸。
3. 放入酸菜末、菜心煮出味,放入调料,舀入碗中,撒上葱花即可。

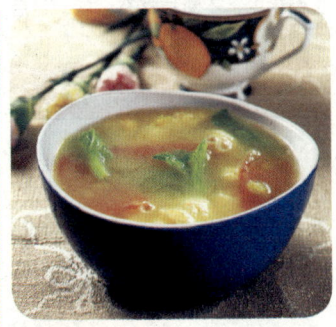

国医小课堂 酸菜有开胃的功效,与味道酸甜可口的西红柿及营养丰富的菜心搭配食用,可以很好地改善便秘的症状。若把鸡蛋与黄豆、蛤蜊同食,就可以起到预防慢性疾病、缓解更年期综合征的目的。

奶味蘑菇肉汤

【材料】口蘑、面粉、猪肉各100克，牛奶1杯，炸面包丁少许。

【调料】盐、味精、白胡椒粉、料酒、黄油、高汤各适量。

做法

1. 口蘑洗净，切片；猪肉洗净，切小块。
2. 把口蘑和猪肉放入锅中，加适量清水煮开，撇去浮沫，加料酒，再改小火炖熟。
3. 黄油放锅中加热，再加面粉炒至黄色。
4. 将煮过的猪肉、高汤及牛奶分三次倒锅中，不断搅拌至糊状，然后

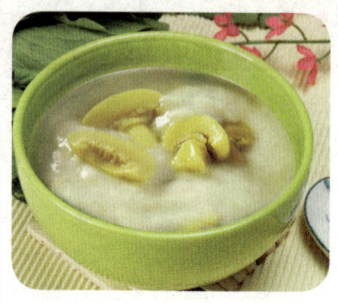

加高汤，搅拌成稠的汤汁。

5. 口蘑片放奶油汤中，煮开，加盐、味精、白胡椒粉调味，最后加炸面包丁即可。

国医小课堂 口蘑是人们喜爱的蘑菇之一，其保健养生价值非常高。口蘑中含有大量的膳食纤维，具有防便秘、促进排毒的作用。

豆芽平菇汤

【材料】豆芽、平菇各100克。

【调料】盐2小匙，味精、香油各少许。

做法

1. 豆芽择洗净；平菇洗净，用手撕成条。
2. 锅置火上，放水烧开，放入豆芽煮约3分钟，再放入平菇条略煮2分钟，加盐、味精调味，熟后淋入香油即可。

国医小课堂 如果觉得汤太素，

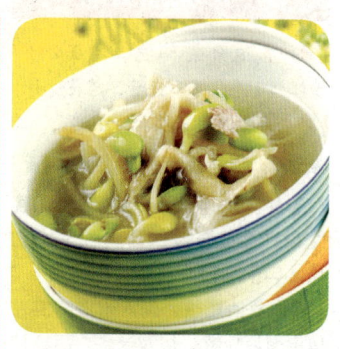

可先用大棒骨熬汤，然后再放入豆芽、平菇。平菇口感好，营养价值高、不抢味，但鲜品出水较多，易被炒老，烹调时注意掌握好火候。

五色蔬菜汤

【材料】胡萝卜1根，豇豆、山药各50克，香菇3个，南瓜100克。

【调料】盐适量，鸡汁少许。

做法

1. 胡萝卜去皮切花片；豇豆洗净切段；香菇去柄洗净，切十字花刀；山药去皮切厚片浸于水中；南瓜去皮切片。
2. 将所有材料放入锅中，加入8杯清水，以大火煮沸后，再用小火煮15分钟，加入盐、鸡汁调味即可。

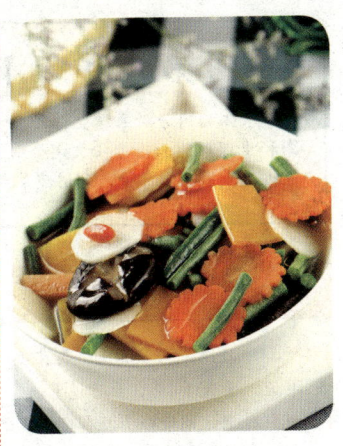

国医小课堂 此汤维生素、矿物质及膳食纤维含量极为丰富，有良好的保健养生功效。南瓜皮含有丰富的胡萝卜素和维生素，烹调时最好连皮一起，如果皮较硬，就用刀将硬的部分削去再食用。

土豆黄瓜黑木耳汤

【材料】小土豆、黄瓜各100克，水发黑木耳20克。

【调料】酱油、盐各适量，香油、白胡椒粉各少许。

做法

1. 土豆削皮，切片；黄瓜切片；黑木耳洗净，撕成小朵。
2. 锅内放入足量水，放黑木耳和土豆煮滚，改小火煮熟，加入黄瓜片，煮滚后加酱油、盐、香油、白胡椒粉，见黄瓜片略变色即可关火。

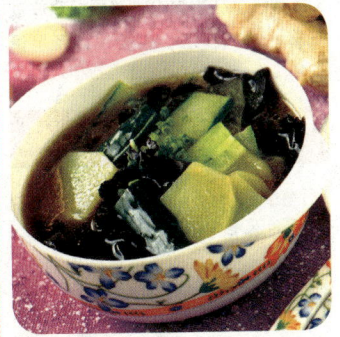

国医小课堂 土豆中含有大量的膳食纤维，能促进胃肠蠕动和加速胆固醇在肠道内的代谢，因此，既可排毒，又能预防痔疮。

第六节　内分泌失调

人体的内分泌系统会分泌各种激素,这些激素可调节人体的代谢和生理功能。内分泌失调会引起相应的不适症状,如出现黄斑、色斑,或容易出汗等,食用蔬菜、鸡肉等可改善内分泌失调。

黄芪鸡汤

【材料】净公鸡1只,陈皮、高良姜各10克,黄芪50克,生姜适量。

【调料】料酒、胡椒粉、盐各适量。

做法

1. 净公鸡放沸水锅中煮3分钟。
2. 高良姜、黄芪、陈皮用洁净纱布包好,在清水中浸泡1小时。
3. 将药包放在鸡腹内,然后把鸡放进瓦罐,放入料酒、生姜,以及足量的清水,小火煲1小时后取出药袋,用胡椒粉、盐调味后便可食用。

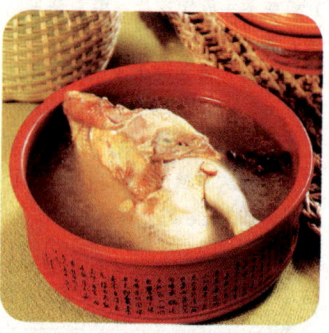

胡萝卜菜汤

【材料】胡萝卜1根,洋葱、香菜各50克,香芹100克。

【调料】鲜汤适量,盐、味精、胡椒粉、香油各少许。

做法

1. 将胡萝卜、洋葱、香芹、香菜洗净,放入锅内汆烫至熟。
2. 将蔬菜捞出,晾凉后切成细丝,再放入锅内,加入鲜汤煮沸,再加入盐、味精、胡椒粉,淋上香油即成。

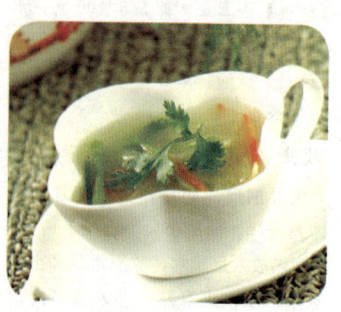

百合桂圆牛腱汤

【材料】新鲜百合2个，新鲜桂圆10个，牛腱肉300克，生姜适量。

【调料】盐适量。

做法

1. 将鲜百合洗净；桂圆去壳、核，取肉，备用；牛腱肉洗净，切片，放入沸水中氽烫，捞出备用。
2. 生姜洗净，去皮，切片。
3. 将砂锅置于火上，加入适量的清水，大火烧开后，投入全部材料，中火煲约2小时，用盐调味即可。

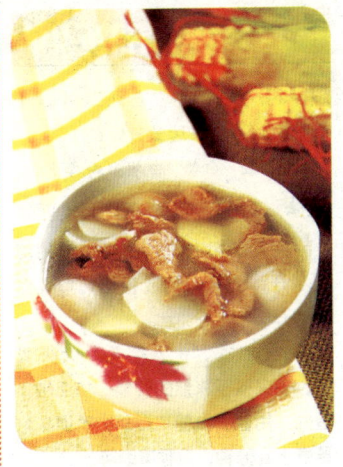

国医小课堂 研究发现，桂圆可有效抑制子宫肌瘤，经常食用桂圆对改善内分泌失调大有帮助。将桂圆与百合搭配烹制，使该汤品兼具了消除褐斑、美白肌肤的功效。

鲤鱼苦瓜汤

【材料】净鲤鱼1条，苦瓜200克，柠檬少半个，姜汁1大匙。

【调料】盐适量，料酒1大匙，味精半小匙，白糖少许，高汤8杯。

做法

1. 鲤鱼去头、尾、骨，洗净。
2. 苦瓜纵切两半，去子、内膜，洗净，切片；柠檬洗净，切片。
3. 将高汤倒入汤锅中，放入所有材料、调料，大火煮开后，转至小火慢煮，10分钟后即可食用。

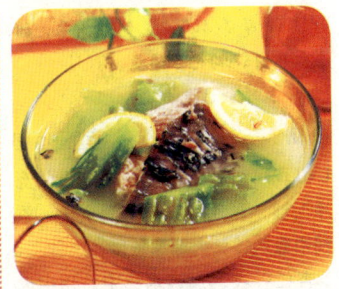

国医小课堂 中医认为，鲤鱼具有滋补健胃，利水消肿，清热解毒，止咳下气的功效；苦瓜具有增加食欲的作用，将这两种材料搭配起来，能起到开胃健脾，清热降火，清心明目、调节内分泌的作用。

芋头海带鱼丸汤

【材料】芋头1个,鱼丸10个,干海带少许,香菜适量。

【调料】盐、白糖、白胡椒粉各少许。

做法

1. 芋头去皮切大块;海带提前用凉水泡开,洗净,切成粗丝;鱼丸对半切开。

2. 锅里加水,倒入芋头,大火煮开,中火煮至将熟的时候,加海带、鱼丸,用盐、白糖、白胡椒粉调味,再煮十几分钟,撒香菜即可。

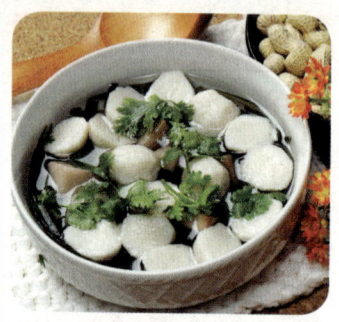

国医小课堂 海带素有"含碘冠军"的美称,其中碘的含量极为丰富,能刺激垂体,使女性体内雌激素水平降低,恢复卵巢的正常功能,改善内分泌失调,消除乳腺增生的隐患。

荸荠杏仁银耳煲

【材料】荸荠300克,银耳1朵,甜杏仁少许,枸杞子适量。

【调料】冰糖适量。

做法

1. 银耳用温水泡透,去掉黑根,洗净泥沙,再用沸水泡发后氽烫,放锅中煮熟,关火晾凉备用。

2. 杏仁去衣,放沸水锅中,用中火煮15分钟,捞起,冲净,放碗中,用清水浸泡半小时,捞起沥干;荸荠削皮洗净,切成薄片。

3. 荸荠、杏仁放砂锅中,加水,用中火煲1小时,倒入枸杞子、银耳,

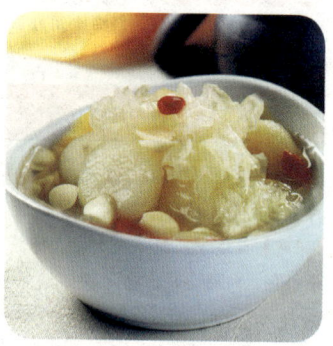

再煲10分钟,加冰糖煮化开即可。

国医小课堂 银耳富含天然植物胶质,加上它的滋阴作用,长期服用,可滋润皮肤,同时还可祛除因内分泌失调导致的黄褐斑以及雀斑,可称得上是爱美女性的伴侣。

芹菜西红柿荸荠汤

【材料】芹菜100克，西红柿1个，荸荠10粒，洋葱50克，紫菜10克。

【调料】盐半小匙，鸡汤适量。

做法

1. 芹菜择洗干净，切成小段；西红柿洗净，切成薄片；紫菜泡软，洗去泥沙；荸荠去皮、洗净，切成小片；洋葱去皮、洗净，切丝备用。
2. 锅中加入鸡汤，待烧开后，先放入紫菜、芹菜段、西红柿片、荸荠片、洋葱丝煮熟，再加入盐调匀，即可出锅装碗。

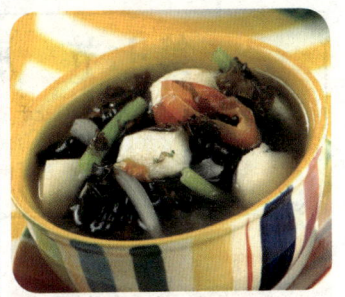

国医小课堂 芹菜能平肝健胃，促进胃液分泌，与西红柿、洋葱等富含维生素和矿物质的蔬菜搭配，可以很好地平衡内分泌系统。切洋葱时特别容易刺激眼睛，但只要在切洋葱之前把洋葱放在冷水里浸一会儿，把刀也浸湿，再切就不会流眼泪了。

黄豆海带汤

【材料】泡好的黄豆30克，水发海带150克，瘦肉80克，姜、葱各适量，枸杞子少许。

【调料】盐、味精、猪骨汤各适量。

做法

1. 水发海带切成小片；瘦肉切片；姜去皮切成片；葱切成葱花。
2. 油锅烧热，下入姜片炝香锅，注入猪骨汤，加入泡黄豆、水发海带，用中火煮约5分钟，再放入瘦肉片、枸杞子，调入盐、味精，用大火煮透，撒入葱花，出锅装碗即成。

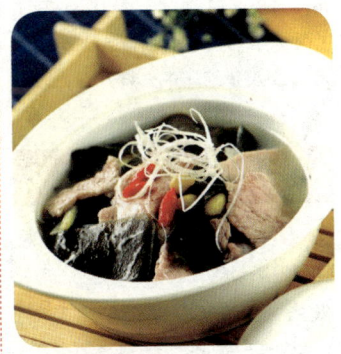

国医小课堂 常吃黄豆对内分泌失调引起的皮肤干燥粗糙、头发干枯大有好处，常吃可以加快肌肤的新陈代谢，促使机体排毒，调节肝胆功能，保持身体健康。

第七节 脱发、白发

如果中枢神经系统长期处于紧张状态,皮肤血管神经功能失调,头发无法吸收营养,就会导致白发、脱发。偏食挑食、饮食单调等都可能成为致病原因,多吃黑色食物、牛奶等可改善脱发、白发。

黑芝麻猪蹄汤

【材料】猪蹄1只,黑芝麻100克。
【调料】盐适量。

做法

1. 黑芝麻用水洗净,放在干锅中炒熟,碾成粉末,备用。
2. 猪蹄去毛洗净、切块,放入沸水中汆烫,备用。
3. 向煲中加入适量的清水,大火煮沸后放入猪蹄,中火烧开后,改成小火慢煮,1小时后,放入盐,搅拌均匀便可停火,最后向汤中撒入芝麻末即可。

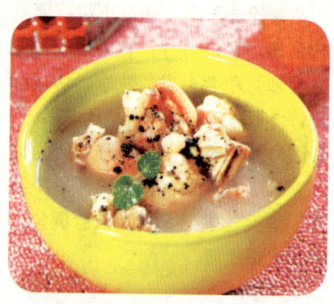

黑豆桂圆红枣汤

【材料】黑豆、红枣各50克,桂圆15克。
【调料】冰糖适量。

做法

1. 将黑豆用清水浸软,洗净。
2. 桂圆、红枣分别用清水洗净。
3. 把材料全部放入砂煲里,加清水适量,小火慢煲3小时后放入冰糖,搅拌均匀后即可食用。

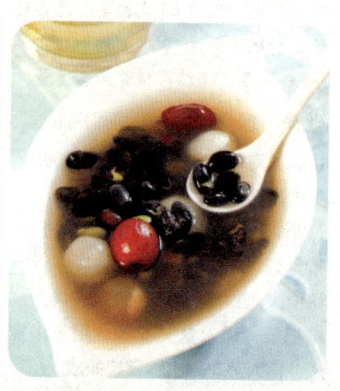

芝麻桃仁猪肝汤

【材料】猪肝250克，芝麻、枸杞子、女贞子、核桃仁、姜丝、葱段各适量。

【调料】盐、淀粉各适量。

做法

1. 将猪肝洗净，切片，撒上淀粉抓匀，备用。
2. 锅置火上，加入适量清水，投入芝麻、枸杞子、女贞子、核桃仁，大火煮开后，改中火慢煮，20分钟后关火，取其汤汁备用。
3. 将猪肝、姜丝、葱段投入汤汁中，大火煮开，片刻熄火，撒入盐调味即可。

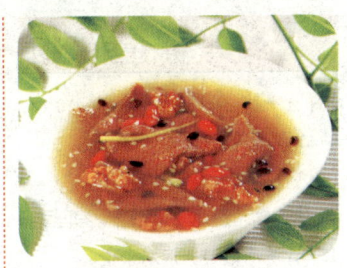

国医小课堂 芝麻、核桃仁、枸杞子、女贞子，这些都是滋补肝肾的良品，对肝肾虚弱者有良好的滋补功效，可有效预防少白头。

海带排骨汤

【材料】猪排骨400克，海带150克，葱段、姜片各适量。

【调料】盐、黄酒、香油各适量。

做法

1. 海带浸泡后，放笼屉内蒸约半小时取出，再用清水浸泡4小时，彻底泡发后，洗净沥干，切成长方块。
2. 排骨洗净，用刀顺骨切开，横剁成4厘米长的段，入沸水锅中汆烫，捞出用温水泡洗干净。
3. 净锅内加入1000克清水，放入排骨、葱段、姜片、黄酒，用大火烧沸，撇去浮沫，再用中火焖烧约20分钟，倒入海带块，然后用大火烧沸10分钟，拣去姜片、葱段，加盐调味，淋入香油即成。

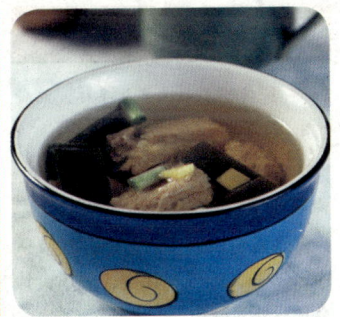

国医小课堂 这道汤所含的钙、钾、碘等营养物质，可以为头发提供充足的营养，预防白发和脱发。

枸杞黑豆羊骨汤 名医推荐

【材料】羊骨350克，红枣30颗，枸杞子20克，黑豆50克。

【调料】酱油、盐各适量。

做法

1. 羊骨洗净砸碎，沸水汆烫。
2. 枸杞子、红枣挑去杂质，洗净。
3. 黑豆洗净，加水浸泡2小时，然后放入锅中，加入汆烫好的羊骨块、枸杞子、红枣，用大火煮沸，后用小火炖煮至烂熟。加入酱油、盐调味即可。

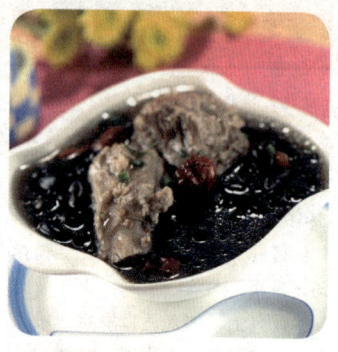

国医小课堂 枸杞子和黑豆二者均归肾经，对肾有很好的滋补作用。中医认为，肾主水，其华在发，肾得到了滋养，头发自然就会生长得好。

黑豆鸡汤 名医推荐

【材料】鸡腿1个，黑豆半杯，杜仲1片。

【调料】米酒1大匙，盐适量。

做法

1. 鸡腿剁块，汆烫后洗净；黑豆洗净、沥干，放入干锅中，以小火炒至黑豆外表微裂，取出备用。
2. 将鸡腿块与黑豆、杜仲一同放入炖盅内，加入清水和调料，密封，隔水蒸约1小时即可。

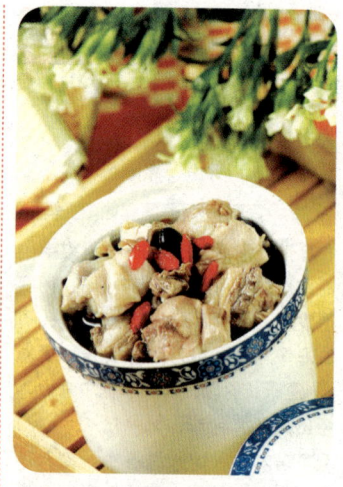

国医小课堂 黑豆虽有益健康，但不适宜生吃，尤其是肠胃不好的人会出现胀气现象。黑豆宜同甘草煎汁饮用，适宜与各种食物搭配食用，但小儿不宜多食。

牛肉芥菜汤

【材料】嫩肩牛肉150克,芥菜100克,虾米1大匙,姜片1片,草菇100克。

【调料】料酒1小匙,鸡粉半小匙,盐少许,白胡椒粉少许,糖半小匙。

做法

1. 牛肉切片,芥菜切段,草菇一剖为二后汆烫2分钟取出备用。
2. 用料酒爆香锅后加入适量水、姜片、草菇、虾米、芥菜与其他调料煮3分钟。
3. 加入牛肉后至熟即可熄火上桌。

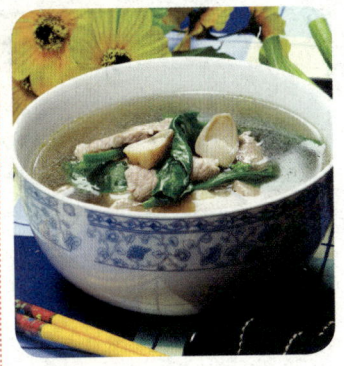

玉米芦荟魔芋汤

【材料】羊肚菌50克,白萝卜适量,熟玉米棒1根,魔芋结50克,芦荟、仙人掌各少许,小西红柿5个,干黄花菜适量,白果5粒。

【调料】高汤2碗,浓缩鸡汁1小匙,盐2小匙,味精1小匙,鸡油、水淀粉各适量。

做法

1. 材料分别洗净,白萝卜切块;魔芋结、芦荟、仙人掌、白萝卜块、白果入沸水中汆烫;干黄花菜泡至涨发。
2. 高汤烧开,加鸡汁、盐、味精调味,将所有材料放入锅中一同煮入味,用水淀粉勾芡,出锅时淋鸡油即可。

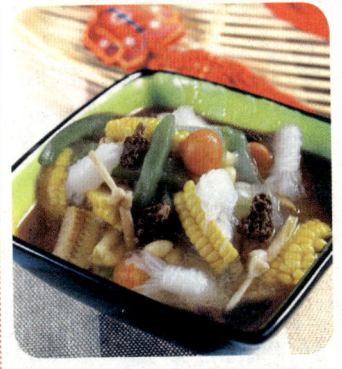

国医小课堂 脱发的人应多吃含有铁、植物蛋白、碘、维生素E的食物,而此汤正含以上营养物质,非常适合脱发者食用。

第八节 耳鸣

耳鸣是指耳内或头内自觉发出声音，音调或高或低，这是由听觉机能紊乱引起的，有些耳鸣则是因血管病变引起的，常吃冬菇、菠菜、冬瓜等有疏通血管功效的食物，可缓解耳鸣的症状。

菠菜蟹棒汤

【材料】菠菜250克，蟹棒50克，冬菇3朵，鸡蛋2个。

【调料】高汤、水淀粉、盐、香油各适量。

做法

1. 菠菜洗净，氽烫后晾凉，放入果汁机中打成菠菜汁；蟹棒切小丁；冬菇在温水中泡10分钟后取出切小丁；鸡蛋去蛋黄取蛋清打成汁。

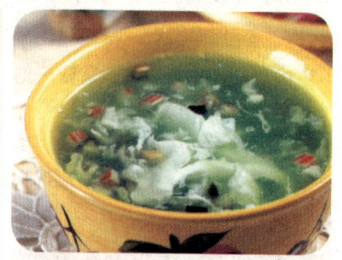

2. 高汤加热，加入菠菜汁、蟹棒、冬菇丁及盐煮开，用水淀粉勾薄芡，再淋蛋清汁。
3. 出锅前淋上香油，即可食用。

羊肚菌枸杞子汤

【材料】羊肚菌200克，枸杞子数粒。

【调料】高汤1碗，鲫鱼汤半碗，盐1小匙。

做法

1. 羊肚菌洗净，入沸水中氽烫，捞出过凉，挤干水分，用手撕成条。
2. 锅内加高汤、鲫鱼汤烧开，加入羊肚菌、枸杞子煮至入味，加盐调

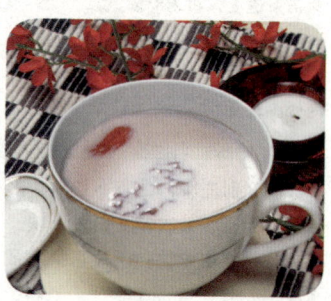

味，装入功夫茶器皿中，食用时倒入茶碗饮用即可。

鱼肉皮蛋汤

【材料】鲜鱼肉100克，皮蛋1个，豆腐300克，姜1片，香菜少许。

【调料】料酒1小匙，柴鱼精半小匙，盐、白胡椒粉各少许。

做法

1. 鱼肉切片；皮蛋及豆腐切块；香菜切段。
2. 用料酒爆香锅后加入水、姜片、皮蛋、豆腐，再煮2分钟后加入柴鱼精。
3. 放入鱼肉与香菜煮沸即可。

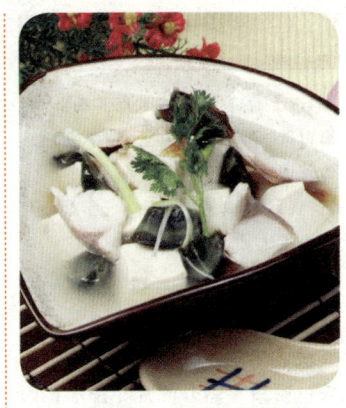

山楂油菜鱼丸汤

【材料】鳜鱼1条，草菇50克，山楂、油菜心各少许，蛋清适量。

【调料】盐适量，味精、胡椒粉各少许。

做法

1. 鳜鱼宰杀后洗净，去骨、去皮，取肉，用刀背捶成鱼蓉，加盐、味精、鸡蛋清，搅打成鱼胶状待用；山楂、草菇、油菜心分别洗净。
2. 锅置火上，加入适量清水烧开，将打好的鱼胶挤成鱼丸，边挤边下锅，待开锅后捞出。另起锅加清水烧开，放入鱼丸、草菇、山楂、油菜心，加入盐、胡椒粉调味，煮熟即可。

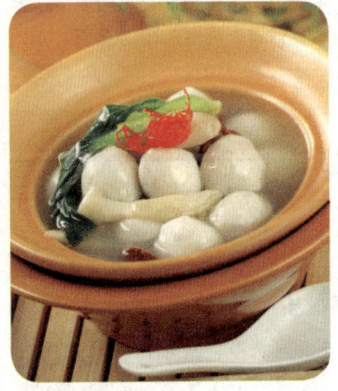

国医小课堂 有些耳鸣是因为耳部血管病变引起的，草菇、山楂、油菜中的成分可以有效预防耳部血管的病变，鳜鱼肉热量不高，且富含抗氧化成分，也可以保护耳部血管，预防、缓解耳鸣。

苹果鲜蔬汤

【材料】苹果、甜玉米粒、西红柿、圆白菜、胡萝卜各50克，鲜香菇3朵，西芹少许，姜适量。

【调料】A：橄榄油少许 B：盐、黑胡椒各适量。

做法

1. 苹果去核，胡萝卜去皮，均切厚块；姜及西红柿洗净，均切小块；圆白菜剥开叶片，洗净；西芹去老皮，与鲜香菇均洗净，切小片，备用。
2. 锅中加入橄榄油，下胡萝卜、鲜香菇炒香，再倒入2碗水煮开，加入

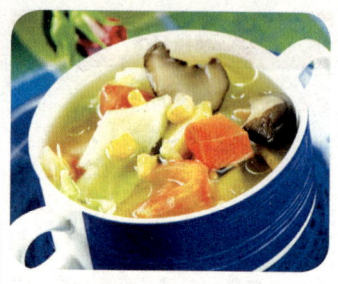

其余材料煮至胡萝卜熟软，再加入盐、黑胡椒煮至入味即可。

国医小课堂

耳鸣患者应多吃含铁、含锌丰富的食物，多补充维生素C、维生素E，还要适当摄入含维生素D多的食物，如动物的肝脏、蛋类、蘑菇、西红柿、银耳中含维生素C、维生素D较多，可以有效地预防耳鸣。

核桃银耳汤

【材料】水发银耳、核桃仁、葡萄干各50克。

【调料】水淀粉、白糖、蜂蜜各适量。

做法

1. 银耳洗净，撕成小朵，加适量白糖、清水，上笼蒸至软糯；核桃仁掰成小块，炒香；葡萄干洗净。
2. 锅内放清水、核桃仁、葡萄干，烧开后中火煮约20分钟，改用大火，加入银耳、蜂蜜、白糖，烧后用水淀粉勾芡即成。

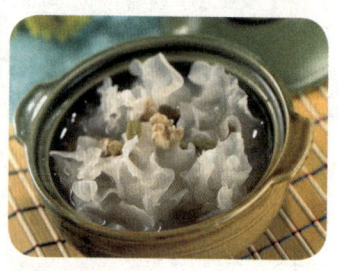

国医小课堂

患有先天性耳鸣的人中有30%的人都有不同程度的锌缺乏症，所以多吃含锌较多的食品如牡蛎、动物肝脏、粗粮、干豆类、坚果、蛋、肉和鱼也可以缓解耳鸣。此外还要多吃/喝有活血作用的食物，如黑木耳、韭菜、红葡萄酒、黄酒等。

柠檬海带西红柿汤

【材料】西红柿50克,水发海带250克,鲜柠檬2个。

【调料】奶油1大匙,酱油、盐、高汤各适量。

做法

1. 将水发海带洗净,切成丝,放入高汤中煮5分钟捞出,备用。
2. 西红柿洗净,去皮,取汁;柠檬洗净,取汁。
3. 将高汤加入锅中,加入奶油、酱油、盐、鲜柠檬汁、西红柿汁、海带丝,煮开,倒入汤碗内即可。

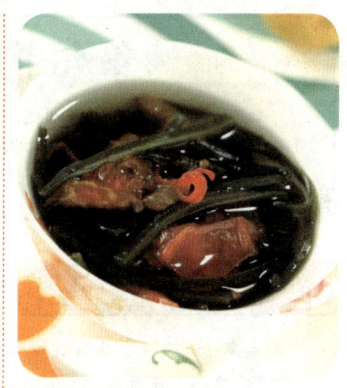

国医小课堂 西红柿与海带同食,可以为人体补充丰富的维生素C和碘,能净化血液、增强抗病毒能力、预防心血管疾病。

枸杞冬瓜汤

【材料】冬瓜300克,枸杞子适量。

【调料】盐2小匙,味精、白糖各适量。

做法

1. 冬瓜洗净,去皮去子,切成小丁,备用;枸杞子泡软。
2. 锅置火上,加入2碗清水,放入冬瓜丁烧开,加入枸杞子,煮3分钟加入调料调味即可。

国医小课堂 冬瓜不含脂肪,且含有膳食纤维、维生素和胡萝卜素,可以用于因高血压引起的耳鸣、头晕、目眩等症的辅助食疗。

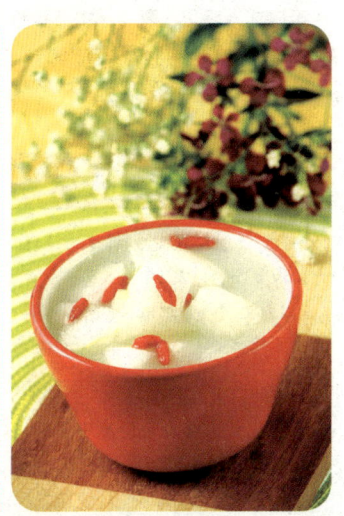

第九节 口臭

口臭是比较常见的口腔问题,是因为自身机体的免疫能力降低,导致内脏功能失调,无法抑制产生口臭的病原微生物,促使病原微生物大量繁殖形成的。食用白萝卜、白菜、西红柿可改善口臭。

萝卜丸子汤

【材料】白萝卜500克,羊肉馅300克,鸡蛋1个,葱花适量。

【调料】水淀粉、味精、香菜叶、盐各适量。

做法

1.将萝卜洗净去皮,切成细丝;羊肉馅内加入鸡蛋、葱花、水淀粉和少许盐、味精,制成肉馅备用。
2.锅内加水烧开后转成中火,将肉馅制成小丸子投入锅中,开锅后放入萝卜丝。
3.再次开锅后,将汤盛入汤碗中,撒入香菜即成。

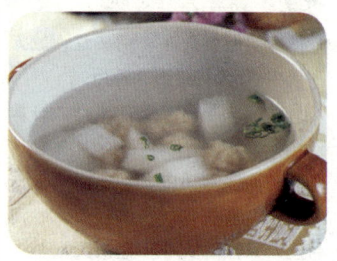

三丝清汤

【材料】土豆300克,胡萝卜1根,青甜椒4个,芹菜50克,葱花少许。

【调料】盐适量,胡椒粉、醋各少许,高汤8杯。

做法

1.土豆去皮切丝浸于清水中备用;胡萝卜去皮切丝;青甜椒去子切丝;芹菜切段备用。
2.油锅烧热,下入葱花、土豆丝、胡萝卜、青甜椒、芹菜、醋,用中火炒匀,注入高汤,加盐,小火煮15分钟,下入胡椒粉调味即可。

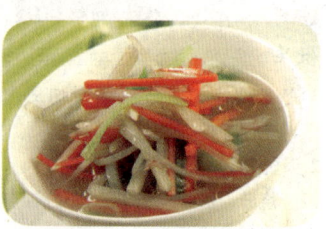

鸡枞鱼头汤 （名医推荐）

【材料】鸡枞菌300克，鱼头1个，党参1根，天麻片10克，红枣30克，油菜1棵，葱、姜丝各少许。

【调料】盐1小匙，料酒2大匙，胡椒粉半小匙，蘑菇浓汤2碗。

做法

1. 鸡枞菌去根洗净纵切；鱼头洗净用料酒略腌，备用。
2. 油锅烧热，放入鱼头，两面分别煎成金黄时，投入葱丝、姜丝，加入蘑菇浓汤、鸡枞菌、天麻、党参、红枣、油菜、胡椒粉、盐，煲至入味后，即可食用。

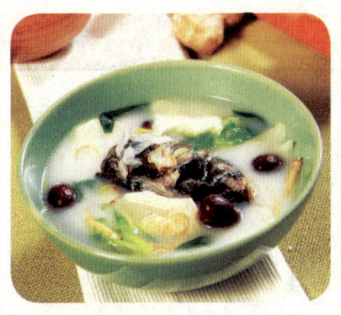

国医小课堂 鸡枞菌具有提高机体免疫力的作用，能健脾和胃，增进食欲，缓解口臭，对人体具有很好的滋补功效。另外，患有感冒或胃肠疾病者，不宜食用鸡枞菌。

萝卜白菜豆腐汤 （名医推荐）

【材料】大白菜、白萝卜各200克，嫩豆腐150克，黄瓜片50克，西红柿片、葱花各适量。

【调料】盐、味精、香油、豆瓣酱各适量。

做法

1. 大白菜洗净，去根切块备用；白萝卜去皮洗净，切片备用；豆腐氽烫一下，切块备用。
2. 锅内放油烧热，放入豆瓣酱炒香，放入味精、葱花，装入小碟中，做成蘸料备用。
3. 另起锅，加油烧热，放入萝卜片炒几下，再加入大白菜同炒，加水、黄瓜片、西红柿片，用大火煮至萝卜、白菜酥烂，放入豆腐，加少许盐，稍煮，加入味精，淋入香油调味即可蘸料食用。

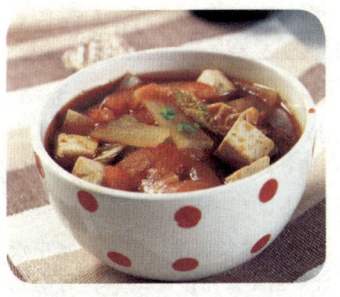

鳕鱼海带豆腐汤

【材料】新鲜鳕鱼1块（约300克），嫩豆腐半盒，干海带适量，葱花1大匙。

【调料】柴鱼片1小包，味噌2汤匙，盐适量。

做法

1. 鳕鱼洗净，切块；豆腐切小块；海带用温水泡发，洗净。
2. 在汤锅内烧滚4~5杯水，放入柴鱼片即关火，5分钟后，捞出柴鱼片。
3. 汤内放入鳕鱼块和豆腐，煮滚后改小火，煮约4分钟，放入干海带。
4. 将味噌放在小筛网中，再将筛网放入汤内，用汤匙磨压味噌，使其溶解到汤内，煮至再滚时用盐调味，撒葱花即可。

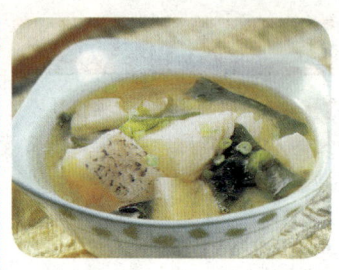

国医小课堂 近年研究发现，海带中含有高效的消除臭味的物质，口臭的人常食海带有消除口臭的作用。

核桃薏米汤

【材料】核桃仁、薏米各70克，枸杞子15克，去核红枣适量。

【调料】白糖适量。

做法

1. 将核桃仁洗净，放入清水中浸泡；红枣洗净；薏米、枸杞子分别洗净备用。
2. 锅中加入适量的清水，投入核桃仁、薏米，大火煮沸后改中火慢煮，40分钟后，投入红枣、枸杞子，再次煮沸后，改用小火煮，30分钟后用白糖调味即可。

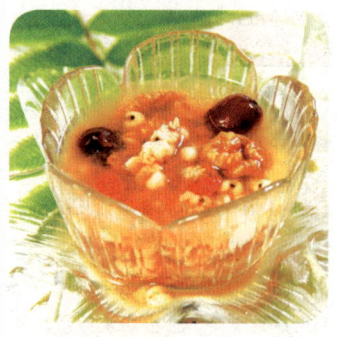

国医小课堂 该汤品可从两个方面改善口臭症状，一方面利用核桃的健胃功效，为胃提供足够的营养成分，提高其消化功能；另一方面，利用薏米能提高机体免疫力的作用，加强机体对病毒的抵抗能力。

栗子白菜冬菇汤

【材料】栗子100克,白菜250克,火腿适量,生姜1块,冬菇4朵,红椒丝少许。

【调料】鸡汤、盐各适量,白糖、香油各少许。

做法

1. 大白菜、火腿、生姜、冬菇洗净后切片;栗子洗净后蒸熟,去壳取肉。
2. 油锅烧热,放入姜片炒香,注入鸡汤,加入栗子,用中火煮至八成熟。

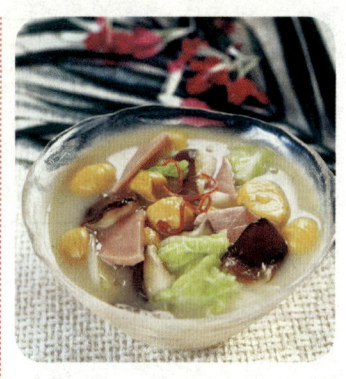

3. 再加白菜、冬菇、火腿,调入盐、白糖用大火煮熟,淋上香油,撒上红椒丝即可。

奶香玉米土豆汤

【材料】玉米渣适量,鸡蛋2个,土豆1个,西红柿1个,鲜奶1袋,芹菜少许。

【调料】水淀粉、白糖、盐、鸡粉各适量。

做法

1. 土豆削皮,切成小丁,放入清水中浸泡10分钟;芹菜切末;鸡蛋打入碗中;西红柿洗净切块。
2. 锅内加水与鸡粉,大火煮至鸡粉溶解。
3. 放入土豆丁,煮沸后加入鲜奶、西红柿块和玉米,将水淀粉沿锅边

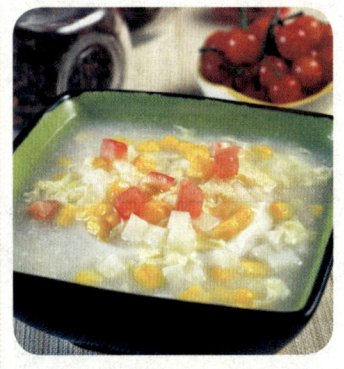

淋入锅中勾芡,搅动汤汁,将汤汁煮至黏稠状。

4. 把打散的蛋液倒入锅中,最后放入白糖、盐调味,并撒上芹菜末,即可食用。

第九节 食欲不振

造成食欲不振的原因较多，一般来说，由于过量的工作和运动及生活不规律造成的身心疲惫，或精神过分紧张等均可能导致暂时性食欲不振。食用西红柿、冬瓜、芥菜等可重振食欲。

瓜皮排骨汤

【材料】西瓜皮200克，猪排骨100克。
【调料】盐适量。

做法

1.西瓜皮洗净，削去外皮，切成丁。
2.猪排骨洗净，剁成小段，放入沸水中汆烫熟，捞出备用。
3.向煲内注入适量清水，大火煮沸后，投入处理好的西瓜皮、猪排骨，小火慢煮，30分钟后，用盐调味即可。

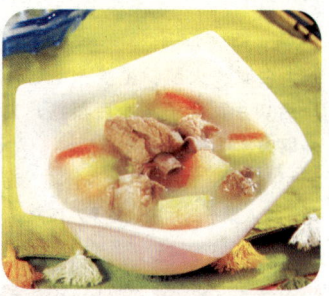

西红柿洋葱汤

【材料】西红柿2个，洋葱半个，葱1根。
【调料】高汤4碗，盐适量。

做法

1.洋葱去皮洗净切片；西红柿洗净先以热水汆烫去皮再对半切块；葱切碎。
2.高汤和洋葱片、西红柿块一起下锅，煮开后改小火煮30分钟，加盐调味，撒上葱花即可。

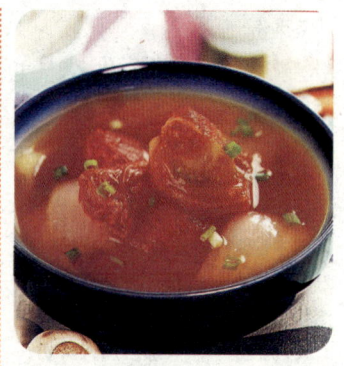

西红柿玉米汤

【材料】 玉米粒200克,西红柿2个,香菜末少许。

【调料】 盐适量,胡椒粉少许,奶油高汤6碗。

做法

1.洗净锅,加适量水烧开,西红柿投入开水中略烫,捞出后去外皮,切丁备用。

2.把锅洗净,置于灶上点火,将奶油高汤倒入锅中,投入玉米粒、西红柿丁、盐、胡椒粉,搅拌一下,煮5分钟,撒入香菜末即可。

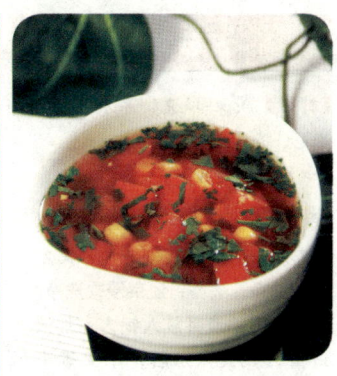

煎蛋白菜虾仁汤

【材料】 鲜虾仁5只,菠菜50克,西红柿、白菜心各100克,鸡蛋2个,姜丝、葱丝各适量。

【调料】 猪油2小匙,盐1小匙。

做法

1.鲜虾仁挑去虾线,洗净,入沸水中氽烫至熟;菠菜洗净,氽烫后切段;西红柿洗净,切片;鸡蛋液打散;白菜心切块。

2.锅内放猪油烧热,倒入鸡蛋液煎炒,加水煮沸,下菠菜叶、白菜心、西红柿煮开,撒入盐后搅拌均匀,捞出放碗内垫底,放入虾仁,倒入原汤,撒姜丝、葱丝即可。

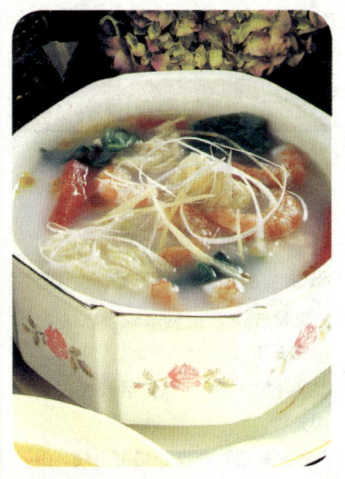

国医小课堂 此汤味道鲜美、容易消化、营养丰富,可以让人食欲大振,补充食欲不振时流失的营养。

香菇黑木耳淡菜汤

【材料】淡菜30克，黑木耳50克，香菇、海带各少许。

【调料】盐适量。

做法

1. 香菇去菌茎，浸软洗净；黑木耳浸开洗净，去蒂；淡菜浸软洗净。
2. 把香菇、淡菜放入锅内，加清水适量，大火煮沸后，小火煮半小时，再放入黑木耳、海带，煮沸10分钟，放入盐调味即成。

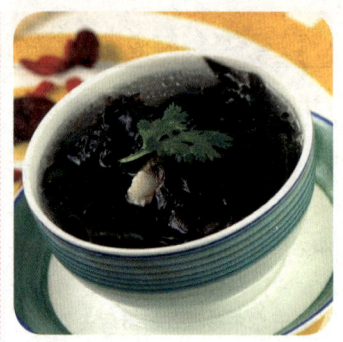

国医小课堂 淡菜的营养价值较高，有"海中鸡蛋"之称，含有人体不能合成的必需脂肪酸，有降低血液胆固醇、美肤养颜的作用，把淡菜与有补肝肾、健脾胃、益智安神、美容养颜功效的香菇同食，就能重振食欲。另外，发好的香菇要放在冰箱里冷藏才不会损失营养。

大头菜排骨汤

【材料】大头菜2根，排骨200克，香菜适量。

【调料】盐半小匙。

做法

1. 排骨洗净，用热水汆烫，去血水捞起沥干。
2. 排骨加水3碗，煮滚后改小火焖约10分钟。
3. 大头菜削除外皮，切滚刀块。
4. 大头菜放入排骨汤内，继续焖煮约10分钟，大头菜熟后，加盐调味，撒上切好的香菜即可盛出。

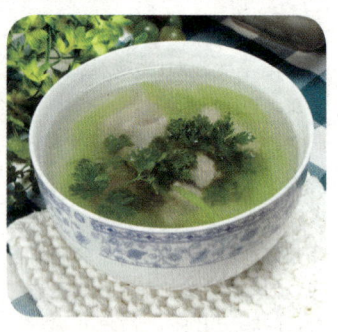

国医小课堂 大头菜属于芥菜类蔬菜，含有一种硫代葡萄糖苷，该物质水解后能产生挥发性芥子油，可加强胃肠的消化吸收功能。芥菜类蔬菜还具有一种特殊的清香气味，能增进食欲，帮助消化，食欲不振者可经常食用。

冬瓜海鲜汤

【材料】 冬瓜连皮150克,虾仁、鱿鱼各60克,海参50克,香菇5朵,嫩姜2片。

【调料】 香油少许,盐适量。

做法

1. 海参去内脏,用清水清洗干净,切粗条;香菇泡软,去蒂;虾仁去虾线,洗净;鱿鱼洗净,切交叉刀纹再切块备用;姜丝去皮,洗净,切丝备用;冬瓜洗净,切块。
2. 把姜、冬瓜块一起放入锅中,加适量清水,煮至八分熟,用盐调味,再加入其他材料煮熟,起锅前淋入香油即可。

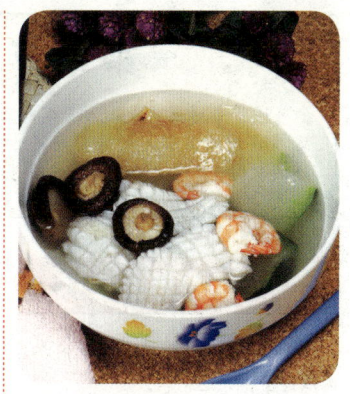

国医小课堂 冬瓜有良好的清暑功效,夏季多吃能起到解暑消渴、开胃、利尿的作用。而冬瓜外皮也具有很好的利水作用,含有丰富的营养物质,大多数人食用冬瓜时,都会将皮去掉,这未免有些可惜。

芥菜肉片汤

【材料】 芥菜心400克,里脊肉200克,姜丝1大匙。

【调料】 盐1小匙,水淀粉2小匙,高汤2碗。

做法

1. 芥菜心洗净,切大斜片。
2. 芥菜心放入开水中汆烫后捞起,再以冷水过凉。
3. 里脊肉切大薄片,拌入水淀粉及半小匙盐略腌。
4. 高汤加5小碗水后放入芥菜心,待煮滚时,将里脊肉放入,再度煮开后,以半小匙盐调味,并撒上姜丝即可盛出。

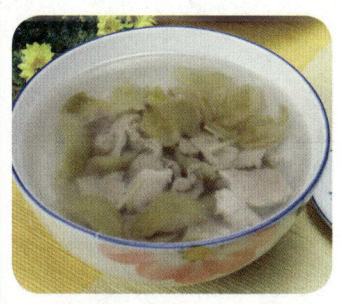

第十节 感冒

通常普通感冒是因为受凉或暑热引起的，流行性感冒则是由感冒病毒或细菌引起的传染病症。食用温热性食物对风寒感冒有好处；食用黄瓜、冬瓜等凉性食物，可改善风热感冒的症状。

麻辣萝卜干汤

【材料】萝卜干150克，香菇3朵，树椒适量，大葱1根。

【调料】辣酱、盐、麻辣汁、鸡精、高汤各适量。

做法

1. 萝卜干用清水浸透，控水待用；香菇择去皮柄，洗净，切十字花刀。
2. 葱白洗净，将一部分切细丝，剩余部分切段，备用。

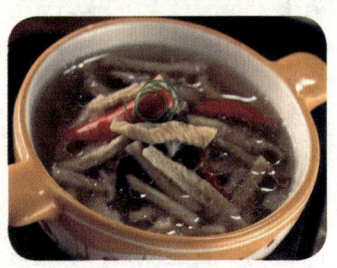

3. 油锅烧热，下入葱白、香菇、树椒翻炒，倒入适量高汤，加入葱段煮至香菇熟透，下入萝卜干，加入调料调味，煮15分钟左右即可。

香菜黄瓜汤

【材料】黄瓜300克，香菜30克，生姜20克。

【调料】盐、胡椒粉各适量，鸡粉半小匙，香油少许。

做法

1. 黄瓜洗净切丝，备用。
2. 香菜洗净切段；生姜去皮切丝备用。
3. 向锅内注入适量的清水，放入鸡

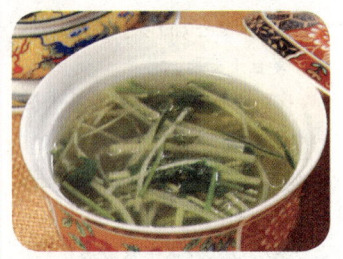

粉、姜丝，大火煮沸后，下黄瓜、盐，再次煮沸后，放入胡椒粉调味，出锅前撒入香菜段，滴入香油即可。

名医推荐 三丝豆苗汤

【材料】竹笋100克,胡萝卜50克,豌豆苗、香菇各25克,姜末适量。

【调料】香油2小匙,料酒、盐、味精各适量,高汤2碗。

做法

1. 竹笋、胡萝卜、香菇均洗净切丝,分别入沸水锅中氽烫;豌豆苗择洗净,入沸水略氽烫,捞出沥干;将竹笋丝、胡萝卜丝、香菇丝和豌豆苗放入锅内。
2. 锅置火上,放入高汤烧开,加入盐、料酒、姜末、味精煮开,淋入香油,盛出浇入已放好三丝及豆苗的汤碗里即可。

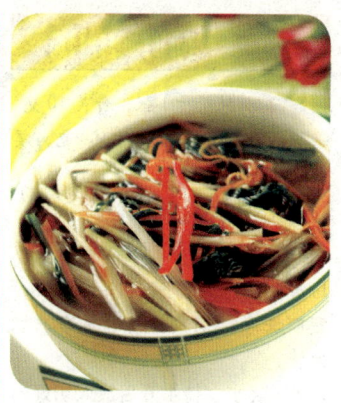

国医小课堂 此汤有清热解毒、发散风热的功效,对风热或秋燥引起的感冒发热有良好的食疗效果。

名医推荐 冬瓜蘑菇汤

【材料】冬瓜500克,红小豆30克,蘑菇、葱少许。

【调料】盐1小匙,味精半小匙。

做法

1. 冬瓜洗净切块,蘑菇切片,红小豆洗净浸透,葱切碎。
2. 取瓦煲一个,加水适量煮开,放冬瓜块、蘑菇片、红小豆用慢火煲1.5小时。
3. 调入盐、味精,撒入葱花即成。

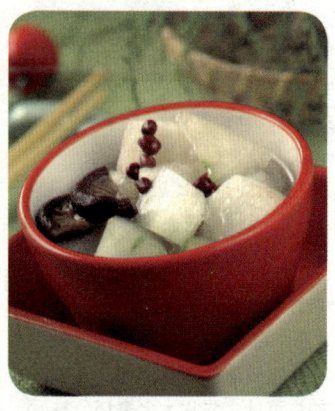

国医小课堂 中医认为,冬瓜具有润肺生津、化痰止渴、利尿消肿、清热祛暑、解毒排脓的功效,可用于高血压、痰热咳喘、水肿、暑热感冒等症的辅助食疗。

鲜荷叶瘦肉汤

【材料】新鲜荷叶1张,黄芪10克,新鲜莲藕200克,瘦肉300克,姜片适量。

【调料】盐适量,味精少许。

做法

1. 黄芪洗净;鲜藕洗净,切块;瘦肉洗净,切块;荷叶洗净,切大块。
2. 锅内烧水,待水开后放入切好的瘦肉,煮尽血渍后捞出洗净。
3. 将荷叶、黄芪、鲜藕、姜片、瘦肉一起放入锅内,加入适量清水,大火烧开后改用小火煲1小时,放入盐、味精调味即可。

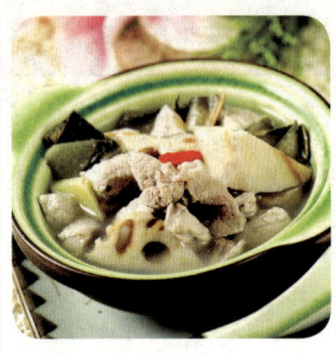

国医小课堂 在夏季,抵抗能力差的人容易患暑湿型感冒,出现咽红、流涕、恶心、呕吐等症状,饮用此汤就能清暑化湿,缓解外感暑湿后的发热身重、胃脘胀满等情况。

白菜牛百叶汤

【材料】白菜300克,牛百叶150克,生姜6片。

【调料】香油、盐各适量。

做法

1. 牛百叶用清水浸透,冲洗干净,切片;生姜、白菜洗净。
2. 将牛百叶下油锅,用姜片爆锅。
3. 煲内加适量清水,加入已爆炒过的牛百叶,先用大火煮15分钟后,加入白菜,再用小火煲1~2小时,淋香油及盐调味即成。

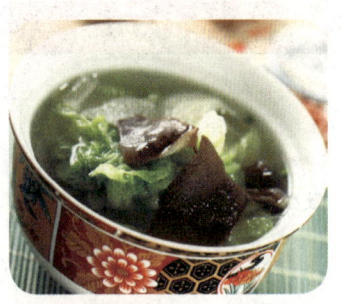

国医小课堂 在我国有"白菜吃半年,医生享清闲"的说法,由此可见,白菜确是一种保健的好蔬菜,若与豆腐搭配,能缓解上呼吸道感染;若与虾搭配或栗子搭配,则可以提高机体免疫力,强健身体。

莲子银耳山药汤

【材料】银耳、莲子、山药、百合各50克,红枣6颗。

【调料】冰糖适量。

做法

1. 银耳洗净,泡发备用;红枣去核,洗净;山药去皮,切成块;百合泡发洗净。
2. 银耳、莲子、百合、红枣同时入锅,煮约20分钟。
3. 待莲子、银耳煮软时将山药放入,煮至烂熟后转小火。
4. 加入冰糖调味即可。

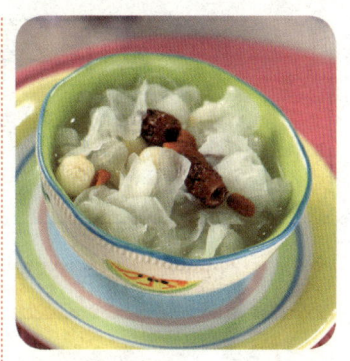

国医小课堂 莲子和银耳都有润肺的功效,与健脾益气、补肺固肾的山药搭配,则具有补中益气、滋肺固肾的功效。这道莲子银耳山药汤适用于脾肾两虚、脾肺两虚引起的咳嗽。

绿豆莲藕汤

【材料】鲜藕200克,绿豆50克,姜1块。

【调料】高汤、盐各适量,胡椒粉、鸡粉各少许。

做法

1. 绿豆洗净,用清水泡2小时;鲜藕去皮,去节,洗净,切片;姜切片。
2. 锅置火上加水,下藕片煮5分钟,用凉水冲净。
3. 锅内加高汤,烧开后下藕片、绿豆、生姜同炖,至绿豆酥烂时,加胡椒粉、盐、鸡粉调味,装碗即可。

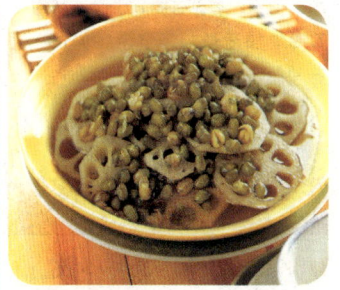

国医小课堂 绿豆有清热解毒的功效,感冒的人出汗较多,水液损失较为严重,体内的电解质平衡容易被破坏,以绿豆为主要材料煲汤,能维持人体电解质的平衡,发挥其清热止渴的作用,同时还能为人体及时补充矿物质。

第十一节 咳嗽

咳嗽是呼吸系统疾病最常见的一种症状。传统医学则认为，咳嗽是由饮食不当、脾虚生痰或外感风寒等原因所致。食用茼蒿、白菜、莲藕等，可滋润肺部，有镇咳的作用。

茼蒿香菇银鱼汤

【材料】茼蒿150克，银鱼200克，虾仁20克，香菇30克，胡萝卜丝少许。

【调料】香油、鸡汤各适量。

做法

1. 茼蒿择洗干净，切段；银鱼处理干净，备用；香菇去蒂，洗净，待用。
2. 锅中加适量鸡汤烧沸，先放入香菇和胡萝卜丝。
3. 香菇熟软后，再下入银鱼、虾仁、茼蒿同煮，入味后，滴入香油即可。

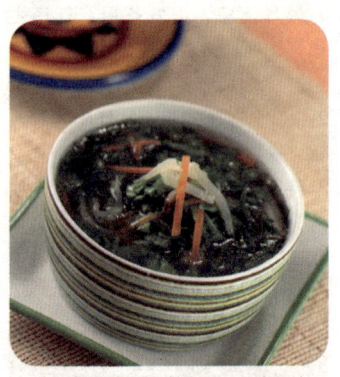

火腿白菜汤

【材料】白菜1棵，火腿100克。

【调料】料酒、盐、味精各适量。

做法

1. 白菜取心，洗净沥水，将较老的根茎部切去后放入汤碗中。
2. 火腿切薄片，覆盖在白菜上。
3. 汤碗中加适量清水、料酒、盐、味精，上笼蒸90分钟，至白菜酥烂、火腿香时即可。

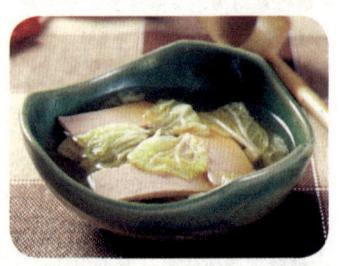

什锦素膳汤

【材料】西洋菜30克,罗汉果1粒,山药30克,老藕30克。

【调料】盐、味精各适量。

做法

1. 西洋菜只取叶心,洗净备用;罗汉果拍碎,用纱布包好,放入清水中熬约15分钟。
2. 山药去皮,洗净切片;老藕去皮,洗净切片,浸稀盐水中约5分钟,捞起立刻放入汤汁中。
3. 把熬过罗汉果的汤汁倒入小锅中

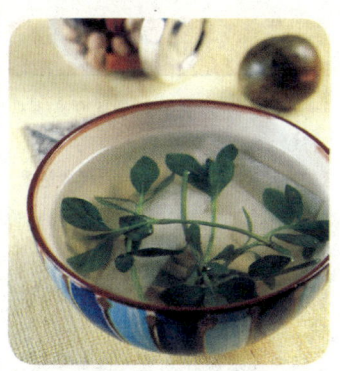

(包括老藕在内),放入山药,一起熬煮20分钟,然后再放入西洋菜心和盐、味精略滚即可。

西红柿菜花汤

【材料】西蓝花、菜花各50克,黄花菜20克,西红柿100克,胡萝卜少许,排骨1段。

【调料】盐少许。

做法

1. 排骨洗净,切块,放入滚水中汆烫,捞出;西蓝花、菜花洗净,切小朵;胡萝卜去皮、切片;西红柿洗净、切块;黄花菜泡软,切除根部,备用。
2. 锅中倒入半锅水,放入排骨煮滚,加入其他材料煮熟,最后加盐调味,即可。

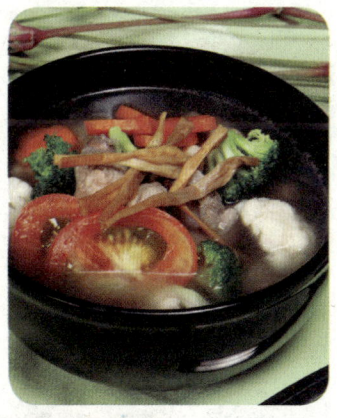

国医小课堂 该汤品之所以适合感冒咳嗽的患者食用,是因为菜花在汤品中发挥了作用,咳嗽的时候食用,可有效缓解病症。

莲藕排骨汤

【材料】莲藕50克,排骨300克,鸡蛋液、姜、葱各适量。

【调料】盐半大匙、味精、料酒各适量。

做法

1. 排骨洗净切块,下少许盐、味精、鸡蛋液腌好;莲藕去皮,切块,洗净;姜切片葱切段。
2. 锅内加水烧开,放入排骨稍煮片刻,捞起备用。
3. 将排骨、莲藕、姜片放入瓦煲内,加入清水、料酒煲3小时,取出调入盐、味精,撒入葱段即成。

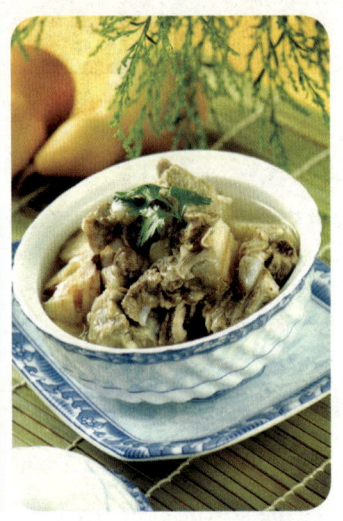

肉片山药汤

【材料】猪肉片、新鲜山药各150克,枸杞子2小匙,无花果5粒,姜1片。

【调料】料酒、鸡粉各半小匙,盐、白胡椒粉各少许。

做法

1. 山药削皮后切块备用。
2. 用料酒爆香锅后加入水、姜片、山药、枸杞子与无花果,烧开煮10分钟。
3. 加入剩余调料煮2分钟后放入肉片,再次煮沸即可。

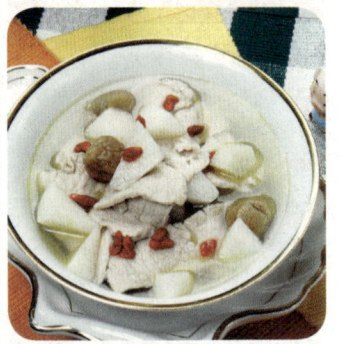

国医小课堂 山药中富含多种氨基酸和糖蛋白、黏液质、多酚氧化酶、维生素C等营养元素,是滋补佳品,对肺虚喘咳有一定的辅助治疗作用,可减轻病症带来的不适。